面向人民健康
提升健康素养

十万个健康
为什么丛书

面向人民健康
提升健康素养

十万个 健康 为什么 丛书

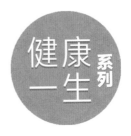

健康一生 系列

快乐的健康密码

主编 杨甫德 李凌江

人民卫生出版社
·北京·

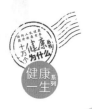

本书编委会

主　　编　　杨甫德　李凌江

副 主 编　　司天梅　梁　红

编　　者　　（按姓氏笔画排序）

于健瑾　北京回龙观医院

白璐源　北京回龙观医院

司天梅　北京大学第六医院

苏允爱　北京大学第六医院

李　茜　北京大学第六医院

李卫晖　中南大学湘雅二医院

李则宣　中南大学湘雅二医院

李凌江　中南大学湘雅二医院

杨兴洁　北京回龙观医院

杨甫德　北京回龙观医院

何笑笑　北京大学第六医院

宋崇升　北京回龙观医院

张　丽　中南大学湘雅二医院

张　燕　中南大学湘雅二医院

周建松　中南大学湘雅二医院

徐　昊　北京回龙观医院

梁　红　北京回龙观医院

梁伟业　北京回龙观医院

程　嘉　北京大学第六医院

颜　峰　北京回龙观医院

学术秘书　　白璐源　徐　昊

陈竺院士
说健康

总 序

人民健康是现代化最重要的指标之一，也是人民幸福生活的基础。党的二十大报告明确 2035 年建成健康中国。社会各界，尤其是全国医疗卫生工作者，要坚持以人民为中心的发展思想，把保障人民健康放在优先发展的战略位置，加快推进健康中国建设，全方位全周期保障人民健康，为实现"两个一百年"奋斗目标、实现中华民族伟大复兴的中国梦打下坚实健康基础，为共建人类卫生健康共同体作出应有的贡献。

为助力健康中国建设，提升人民健康素养，人民卫生出版社（以下简称"人卫社"）联合相关学（协）会、平台、媒体共同策划，整合各方优势、创新传播途径，打造高质量的纸数融合立体化传播健康知识普及出版物《十万个健康为什么丛书》（以下简称"丛书"）。丛书通过图书、新媒体、互联网平台等全媒体，努力为人民群众提供全生命周期的健康知识服务。在深入了解丛书的策划方案、组织管理和工作安排后，我欣然接受了邀请，担任丛书专家指导委员会主任委员，主要基于以下考虑：

建设健康中国，人人享有健康。党的十八大以来，以习近平同志为核心的党中央一直高度重视、持续推动健康中国建设。2016 年党中央、国务院印发的《"健康中国 2030"规划纲要》指出，推进健康中国建设，是全面建成小康社会、基本实现社会主义现代化的重要基础，是全面提升中华民族健康素质、实现人民健康与经济社会协调发展的国家战略。健康中国的主题是"共建共享、全民健康"，共建共享是基本路径，

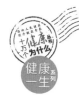

全民健康是根本目的。人人参与、人人尽力、人人享有，实现全民健康，这需要全社会共同努力。党的二十大对新时代新征程上推进健康中国建设作出新的战略部署，赋予了新的任务使命，提出"把保障人民健康放在优先发展的战略位置，完善人民健康促进政策"。丛书建设抓住了健康中国建设的核心要义。

提升健康素养，需要终身学习。健康素养是人的一种能力：它能够帮助个人获取和理解基本的健康信息和服务，并能运用其作出正确的判断和决定，以维持并促进自己的健康。2008 年 1 月，卫生部发布《中国公民健康素养——基本知识与技能（试行）》，首次以政府文件的形式界定了居民健康素养，我很高兴签发了这份文件。此后，我持续关注该工作的进展和成效。经过多年的不懈努力，我国健康素养促进工作蓬勃发展，居民健康素养水平从 2009 年的 6.48％上升至 2021 年的 25.4％，人民健康状况和基本医疗卫生服务的公平性、可及性持续改善，主要健康指标居于中高收入国家前列，为以中国式现代化全面推进中华民族伟大复兴奠定了坚实的健康基础。健康素养需要持续地学习和养成，丛书正是致力于此。

健康第一责任人，是我们自己。2019 年 12 月，十三届全国人大常委会第十五次会议通过了《中华人民共和国基本医疗卫生与健康促进法》，该法第六十九条提出：公民是自己健康的第一责任人，树立和践行对自己健康负责的健康管理理念，主动学习健康知识，提高健康素养，加强健康管理。倡导家庭成员相互关爱，形成符合自身和家庭特点的健康生活方式。从国家法律到健康中国战略，都强调每个人是自己健康的第一责任人。只有人人都具备了良好的健康素养，成为自己健康的第一责任人，健康中国才有了最坚实的基础。丛书始终秉持了这一理念，能够切实帮助读者承担起自己的健康责任。

接受丛书编著邀请后，我多次听取了丛书工作委员会和人卫社的汇报，提出了一些建议，并录制了"院士说健康"视频。我很高兴能以此项工作为依托，为人民健康多做些有意义的工作。工作委员会和人卫社的同仁们一致认为，这件事做好了，对提高国民特别是青少年健康素养意义重大！

2022年11月，在丛书启动会议上，我提出丛书建设要做到心系于民、科学严谨、质量第一、无私奉献等四点希望。2023年9月，丛书第一个系列"健康一生系列"将正式出版！近一年来，丛书建设者们高度负责、团结协作，严谨、创新、务实地推进丛书建设，让我对丛书即将发挥的作用充满了信心，也对健康科普工作有了更多的思考。

一是健康科普工作需把社会责任放在首位。丛书为做好顶层设计，邀请一批院士担任专家指导委员会的成员。院士们的本职工作非常繁忙，但他们仍以极高的热情投入丛书建设中，指导把关、录制视频，担任健康代言人，身体力行地参与健康科普工作。全国广大医务工作者也要积极行动起来，把社会责任放在首位，践行习近平总书记提出的"科技创新、科学普及是实现创新发展的两翼"之工作要求，把健康科学普及放在与医药科技创新同等重要的位置，防治并重，守护人民健康。

二是健康科普工作应始终心系于民。健康科普需要找准人民群众普遍关心的健康问题，有针对性地开展工作，方能事半功倍。丛书第一个系列开展的健康问题征集活动，收集了两万余个来自大众的健康问题，说明人民群众的健康需求是旺盛的，对专家解答是企盼的。丛书组织专家对这些问题进行了认真的整理、分析和解答，并在正式出版前后组织群众试读活动，以不断改进工作，提升质量，满足人民健康需求，这些都是服务于民的重要体现。丛书更是积极尝试应用新技术新方法，为科

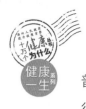

普传播模式创新赋能，强化场景化应用，努力探索克服健康科普"知易行难"这个最大的难题。

三是健康科普工作须坚持高质量原则。高质量发展是中国式现代化的本质要求之一。健康科普工作事关人民健康，须遵从"人民至上、生命至上"的理念，把质量放在最重要的位置，以人民群众喜闻乐见的方式，传递科学的、权威的、通俗易懂的健康知识，要在健康科普工作中塑造尊重科学、学习科学、践行科学之风，让"伪科学""健康谣言""假专家"无处遁形。丛书工作委员会、各编委会坚持了这一原则，将质量要求落实到每一个环节。

四是健康科普工作要注重创新。不同的时代，健康需求发生着变化，健康科普方式也应与时俱进，才能做到精准、有效。丛书建设模式创新也是耳目一新，比如立足不同的应用场景，面向未来健康需求的无限可能，设计了"1+N"的丛书系列开放体系，成熟一个系列就开发一个；充分发挥专业学（协）会和权威专家作用，对每个系列的分册构建进行充分研讨，提出要从健康科普"读者视角"着眼，构建具有中国特色的国民健康知识体系；精心设计各分册内容结构和具有中华民族特色的系列 IP 形象；针对人民接受健康知识的主要渠道从纸媒向互联网转移的特点，设计纸数融合图书、在线健康知识问答库结合，文字、图片、视频、动画等联动的全媒体传播模式，全方位、全媒体、全生命周期服务人民健康等。

五是健康科普工作需要高水平人才队伍。人才是所有事业的第一资源。丛书除自身的出版传播外，着眼于健康中国建设大局，建立编写团队组建、遴选与培养的系列流程，开展了编写过程和团队建设研究，组建来自全国，老、中、青结合的高水平编者团队，且每个分册都通过编写过程的管理努力提升作者的健康科普能力。这项工作非常有意义。希望未来，越来越多的卫生健康工作者能以高度的社会责任感、职业使命感，以无私奉献的精神参与到健康科普工作中，以更多更好的健康科普精品，服务人民健康。

衷心希望，通过驰而不息的建设，丛书能让健康中国、健康素养、健康第一责任人的理念深入人心，并转化为建设健康中国的重要动力，成为国民追求和促进健康的重要支撑。

衷心希望，能以大型健康科普精品丛书为依托，培养一支高水平的健康科普作者队伍，增强文化自信的建设力量，从而更好地为中华民族现代文明贡献健康力量。

衷心希望，读者朋友们积极行动起来，认真汲取《十万个健康为什么丛书》中的健康知识，把它们运用到自己的生活里，让自己更健康，也为健康中国建设作出每个公民的贡献！

中国红十字会会长
中国科学院院士
丛书专家指导委员会主任委员

2023 年 7 月

出版说明

健康是幸福生活最重要的指标，健康是 1，其他是后面的 0，没有 1，再多的 0 也没有意义。提升健康素养，是提高全民健康水平最根本、最经济、最有效的措施之一。党的二十大报告要求，加强国家科普能力建设，深化全民阅读活动。习近平总书记指出，科技创新、科学普及是实现创新发展的两翼，要把科学普及放在与科技创新同等重要的位置。在这一重要指示精神的指引下，人民卫生出版社（以下简称"人卫社"）努力探索让科学普及这"一翼"变得与科技创新同样强大，进而助力创新型国家建设。经过深入调研，团结广大医学科学家、健康传播专家、学（协）会、媒体、平台，共同策划出版《十万个健康为什么丛书》（以下简称"丛书"）。

为了帮助读者更好地了解和使用丛书，特将出版相关情况说明如下。

一、丛书建设目标

丛书努力实现五个建设目标，即：高质量出版健康科普精品，培养优秀的健康科普团队，创新数字赋能传播模式，打造知识共建共享平台，最终提升国民健康素养，服务健康中国行动落实和中华民族现代文明建设。

二、丛书体系构建

1. 丛书各系列分册设计遵从人民至上的理念，突出读者健康需求和

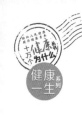

视角。各系列的分册设计经过多轮专家论证、读者健康需求调研，形成从读者需求入手进行分册设计的共识，更好地与读者形成共鸣，让读者愿意读、喜欢读，并能转化为自身健康生活方式和行为。

比如，丛书第一个系列"健康一生系列"，既不按医学学科分类，也不按人体系统分类，更不按病种分类，而是围绕每个人在日常生活中会遇到的健康相关问题和挑战分类。这个系列分别针对健康理念养成；到人生面临的生、老、病问题；再到每天一睁眼要面对的食、动、睡问题；最后到更高层次的养、乐、美问题设立 10 个分册，分别是《健康每一天》《健康始于孕育》《守护老年健康》《对疾病说不》《饮食的健康密码》《运动的健康密码》《睡眠的健康密码》《中医养生智慧》《快乐的健康密码》和《美丽的健康密码》。

2. 丛书努力构建从健康知识普及到健康行为指导的全生命周期全媒体的健康知识服务体系。依靠权威学（协）会和专家的反复多次研究论证，从读者的健康需求出发，丛书构建了"1+N"系列开放体系，即以"健康一生系列"为"1"；以不同人群、不同场景的不同健康需求或面临的挑战为"N"，成熟一个系列就开发一个系列。目前已初步策划了"主动健康系列""应急急救系列""就医问药系列"和"康养康复系列"等多个系列，将在"十四五"期间陆续启动和出版。

3. 丛书建设有力贯彻落实"两翼论"精神，推动健康科普高质量创新发展。丛书除自身的出版传播外，还建立编写团队组建、遴选与培养的系列流程，开展了编写过程和团队建设研究，组建来自全国，老、中、青结合的高水平编者团队，并通过编写过程的管理努力提升作者的健康科普能力。丛书建设部分相关内容还努力申报了国家"十四五"主动健康和人口老龄化科技应对重点专项；以"《十万个健康为什么丛书》策划出版为基础探索全方位、立体化大众科普类图书出版新模式"为题，成功获得人卫研究院创新发展研究项目支持。

三、 丛书创新特色

1. 体现科学性、权威性、严谨性。为做好丛书的顶层设计、项目实施和编写出版工作，保障科学性，丛书成立专家指导委员会、工作委员会和各分册编委会。

第十二届、十三届全国人大常委会副委员长，中国红十字会会长陈竺院士担任丛书专家指导委员会主任委员，国家卫生健康委员会副主任李斌、中国计划生育协会常务副会长王培安、中华预防医学会名誉会长王陇德院士、中国健康促进基金会荣誉理事长白书忠等领导担任副主任委员，二十余位院士应邀担任委员。专家们积极做好丛书顶层设计、指导把关工作，录制"院士说健康"视频，审阅书稿，甚至承担具体编写工作……他们率先垂范，以极高的社会责任感投入健康科普工作中，为全国医务工作者参与健康科普工作树立了榜样。

人民卫生出版社、中国健康促进基金会、中国计划生育协会、中华预防医学会、中国科普研究所、全国科学技术名词审定委员会、健康报、新华网客户端《新华大健康》等机构负责健康科普工作的领导和专家组成了丛书工作委员会，并成立了丛书工作组，形成每周例会、专题会、组建专班等工作机制，确保丛书建设的严谨性和高质量推进。

来自相关学（协）会、医学院校、研究机构等 90 余家单位的 200 余位在相关领域具有卓越影响力的专家组成了"健康一生系列" 10 个分册的编委会。专家们面对公众健康需求迫切，但优秀科普作品供给不足、科普内容良莠不齐的局面，均以极大的热忱投入丛书建设与编写工作中，召开编写会、审稿会、定稿会等各类会议数十次，对架构反复研究，对

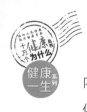
内容精益求精，对表达字斟句酌，为丛书的科学性、权威性和严谨性提供了可靠保证。

2. 彰显时代性、人民性、创新性。习近平总书记在文化传承发展座谈会上发表重要讲话，强调"在新的起点上继续推动文化繁荣、建设文化强国、建设中华民族现代文明，是我们在新时代新的文化使命"。丛书以"同中国具体实际相结合、同中华优秀传统文化相结合"理念为指导，彰显时代性、人民性、创新性。

丛书高度重视调查研究工作，各个系列都会开展面向全社会的问题征集活动，并将征集到的问题融入各个分册。此外，在"健康一生系列"即将出版之际专门开展试读工作，以了解读者的真实感受，不断调整、优化工作思路和方法，实现内容"来自人民，根植人民，服务人民"。

在丛书整体设计和 IP 形象设计中，力求用中国元素讲好中国健康科普故事。丛书在全程管理方面始终坚持创新，在书稿撰写阶段，即采用人卫投审稿平台数字化编写方式，从源头实现"纸数融合"。在图书编写过程中，同步建设在线知识问答库。在图书出版后，实现纸媒、电子书、音频、视频同步传播，为不同人群的不同健康需求提供全媒体健康知识服务。

3. 突显全媒性、场景性、互动性。丛书采取纸电同步方式出版，读者可通过数字终端设备，如电脑、手机等进行阅读或"听书"；同时推出配套数字平台服务，读者可通过图书配套数字平台搜索健康知识，平台将通过文字、语音、直播等形式与读者互动。此外，丛书通过对内容的数字化、结构化、标引化，建立与健康场景化语词的映射关系，构建场景化知识图谱，利用人们接触的各类健康数字产品，精准地将健康知识推送至需求者的即时应用现场，努力探索克服健康科普"知易行难"这个最大的难题。

四、 丛书的读者对象、内容设计和使用方法

参照《中国公民健康素养 66 条》锁定的目标人群，丛书读者对象定为接受九年义务教育及具备以上文化水平的人群，采用问答形式编写，重点选择大众日常生活中"应知道""想知道""不知道"和"怎么办"的问题。丛书重在解决"怎么办"，突出可操作性，架起大众对"预防为主"和"一般健康问题"从"为什么"到"怎么办"的桥梁，助力从"以治病为中心"向"以健康为中心"转变。

丛书是一套适合普通家庭阅读、查阅和收藏的健康科普书，覆盖日常生活中会遇到的常见健康问题。日常阅读，可以有效提升健康素养；遇到健康问题时，查阅对应内容可以达到答疑解惑、排忧解难的目的。此外，"健康一生系列"还配有丰富的富媒体资源，扫码观看视频即可接收来自专家针对具体健康问题的进一步讲解。

《庄子·内篇·养生主》提醒我们："吾生也有涯，而知也无涯，以有涯随无涯，殆已！"如何有效地让无穷的医学知识转化为有限的健康素养，远远不止"授人以渔"这么简单，这需要以大型健康科普精品出版物为依托，培养一支高水平的健康科普作者队伍；需要积极推进相关领域教育、科技、人才三位一体发展，大力弘扬科学精神和科学家精神；还需要社会各界积极融健康入万策，并在此基础上努力建设健康科学文化，增强文化自信的建设力量，从而更好地为中华民族现代文明建设贡献健康力量。

衷心感谢丛书建设者们和读者们的大力支持，让我们共同努力，为健康中国建设和中华民族现代文明建设作出力所能及的贡献。

丛书工作委员会

2023 年 7 月

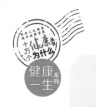

前　言

　　《中共中央关于制定国民经济和社会发展第十四个五年规划和二〇三五年远景目标的建议》中提出要努力实现社会文明程度得到新提高，其中包括身心健康素质明显提高。党的二十大报告更是在"推进健康中国建设"部分指出，把保障人民健康放在优先发展的战略位置，倡导文明健康生活方式。两个文件中都提到要重视精神卫生和心理健康。

　　人民健康是民族昌盛和国家强盛的重要标志，心理健康是人民幸福生活的基石，必须高度重视心理健康、加强心理建设。经过持续的努力，人民健康水平不断提高，健康意识不断增强，对心理健康的需要也愈加迫切。

　　本书以"快乐"为出发点，从"乐享生活，从我做起；心理健康，核心素养；心理问题，重在预防；为心号脉，助人助己；直面问题，积极应对"五个方面展开，解答社会公众普遍关心和好奇的"心"问题，为追求美好生活的现代人提供一些"心"动力，帮助人们找到应对烦心事、操心事、揪心事的"心"方法。

　　本书注重公众心理健康素养提升，从传统医学智慧到现代的科学研究；从日常健"心"到紧急救助；从理论知识到实践方法；从健康促进到危机干预；从自助到助人。我们希望为读者提供一个认识心理的广阔视野，并通过对一些日常小问题的探讨引发读者思考、带来启

陆林院士
说健康

发。认识提升之后还需要行动来落实，只有知行合一才能提升心理健康水平，收获健康美满生活。

参与本书编写的是一批在精神心理领域积累了丰富的临床经验、具有扎实的理论功底以及丰富科普经验的专家。对他们在编写过程中所表现出的认真、严谨、负责的态度，以及对本书所作出的贡献，表示衷心地感谢。特别感谢北京回龙观医院、北京大学第六医院、中南大学湘雅二医院的许多专家对本书的指导和帮助。

限于水平与经验，本书在编写中如有疏漏不足之处，恳请广大读者批评指正。

杨甫德　李凌江

2023 年 7 月

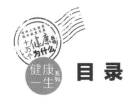

目 录

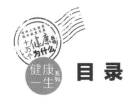

第一章 乐享生活，从我做起

第二章　心理健康，核心素养

第三章　心理问题，重在预防

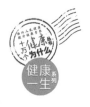

二 优化软硬件
——关注心理因素的生理基础 143

三 打造安全岛
——如何与外部环境和谐相处 168

第四章　为心号脉，助人助己

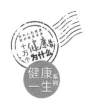

二　闻——"言外之音"   241

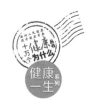

第五章 直面问题，积极应对

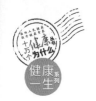

第一章

乐享生活，从我做起

一

顺性而动

1. 为什么**沐浴阳光**会让人**心情好**起来

关键词

阳光 心情 季节性抑郁

不知大家是否有过这样的体验：心情不好时，出门走一走、晒晒太阳，烦恼就可能会减轻一些。这是因为光除了被物体反射后进入人眼形成视觉以外，还通过特殊的神经回路参与情绪的调节。

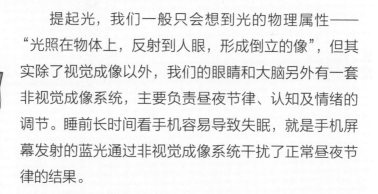

专家说 沐浴阳光时心情变好，是有科学依据的

提起光，我们一般只会想到光的物理属性——"光照在物体上，反射到人眼，形成倒立的像"，但其实除了视觉成像以外，我们的眼睛和大脑另外有一套非视觉成像系统，主要负责昼夜节律、认知及情绪的调节。睡前长时间看手机容易导致失眠，就是手机屏幕发射的蓝光通过非视觉成像系统干扰了正常昼夜节律的结果。

谈到光对情绪的影响，冬季情感障碍的发病率增加就是最直观的例子。尤其在北欧国家，冬季光照明显减少，抑郁的发病率大幅增加，这种类型的抑郁被命名为季节性情感障碍。除了抗抑郁药以外，光照治疗也是改善情绪的有效方案。

对于健康人而言，沐浴在阳光下觉得心情变好，可能与光照治疗改善抑郁情绪的原理相似，均为光的非成像工作系统在起作

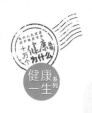
用。此外，光照还有助于合成维生素 D，而维生素 D 有利于大脑合成快乐激素——多巴胺。因此，我们会感觉到心情变好。

如何利用光的这一特性让自己更开心

当然是创造沐浴阳光的机会。现代社会，我们有越来越多的娱乐方式，相应地，走到室外，与大自然亲密接触的机会越来越少。有意地增加一些沐浴阳光的机会，约着家人、朋友到户外散步、露营、爬山，既晒了太阳，还联络了感情，更增加了运动量，可谓一举多得。

当然了，也要提醒读者朋友们，适量运动，避免运动损伤，并且做好户外防晒，避免晒伤。

（孙雅馨　司天梅）

2. 为什么**享用美食**会让人**心情愉悦**

俗话说，"没有什么难过是一顿火锅治愈不了的，如果有，那就两顿！"美食安抚人心的作用可见一斑。享用美食会让人心情愉悦，这种现象与食物的奖赏效应有关。当我们摄入一些美味可口的食物后，食物中的高热量成分，例如糖和油脂，会激活我们脑内的奖赏系统，脑内相应的神经元大量释放多巴胺、阿片肽等精神活性物质，让我们产生快乐和满足感。

专家说

食物的奖赏效应

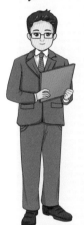

食物，尤其是富含糖和脂肪的食物，天然具有激活奖赏系统的作用，是天然的"奖赏物"，这恐怕是写入人类基因里的本能反应。包裹着面糊、炸得金黄焦脆的油炸食物之所以让人难以抗拒，大抵有奖赏系统在其中"作祟"。

中脑的多巴胺神经递质系统是调控食物奖赏效应的主要神经环路。该环路由脑内多个神经核团构成，其中腹侧被盖区和伏隔核是最重要的两个核心脑区。腹侧被盖区聚集了大量能够分泌多巴胺的神经元，当吃到了美味的食物时，奖赏系统会分泌大量多巴胺，我们从而感受到快乐。除了多巴胺以外，阿片肽也参与食物的奖赏效应，没错，看名字也知道这种物质和成瘾有关。

过度依赖进食行为来改善情绪并不可取

凡事都有度，偶尔一两次心情不好的时候，喊上几个好朋友，吃吃饭、聊聊天，无可厚非，是合理排解压力的方法。但若吃东西变成了改善心情的唯一途径，就要警惕是否存在进食障碍的问题了。

保持快乐的方法有很多，我们要慢慢体验和感受，在生活中找到适合自己的生活和工作节奏，培养一两项兴趣爱好，交三五好友，把美食作为一味调剂品，而非全部。

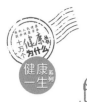

健康加油站

奖赏系统

我们的脑内天然存在"奖赏系统"，这个系统包含这样一类精神活性物质，如多巴胺、阿片肽等，由脑内分泌，用来维持正常程度的动机和渴求，可使人感到兴奋。当这类奖赏活动存在异常时，人们往往会出现一系列行为或情绪上的问题，比如有的人会对某种食物成瘾，有的人会通过暴饮暴食来获取快感等。

（孙雅馨　司天梅）

3. 为什么长期倒班更应注意心理健康

倒班是相对于白天正常工作时间而言的一种工作安排，通常分为三班倒和两班倒，或者按倒班形式分为固定性倒班、周期性轮班和不规律轮班等。长期倒班工作虽然保证了工作的高效进行，但也给工作人员的心理健康带来危害。

专家说

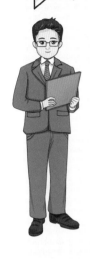

长期倒班破坏昼夜节律

我们的身体就像一台24小时运转的精密仪器，各个零部件什么时候工作、什么时候休息受大脑统一调控。

长期倒班工作容易导致机体昼夜节律紊乱，出现诸如失眠、乏力、脸上起痘、皮肤变差、心慌、胃痛、便秘或腹泻等表现，严重时甚至伴有心情不好、脾气大，学习、工作效率低等心理健康问题。

长期倒班常有睡眠障碍

我们都有过这种体验：熬夜过后，虽然身体很疲惫，但很难快速入睡，入睡后睡眠也比较浅。长此以往，身体会变得非常疲劳，感觉脑子变笨了，难以集中注意力，记忆力和工作效率也变差了，甚至变得容易生病，免疫力下降。

长期倒班增加心理应激

由于昼夜节律紊乱、作息异常等原因，倒班工作人员往往也无法得到充分的休息，导致机体持续处于高应激状态，从而影响身心健康，增加躯体疾病及心理疾病的发病风险。

如何应对长期倒班带来的不良影响

如果长期倒班不可避免的话，倒班后充分休息是很有必要的。安静、弱光的环境，舒缓的轻音乐或者柔和的香氛都是辅助睡眠的好帮手。我们非常不建议饮酒助眠，一是饮酒有害健康；二是饮酒虽然能帮助入睡，但酒精会破坏睡眠结构，让睡眠变

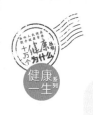

浅，睡眠时长减少。适度运动也是有效的，但应避免在睡前或高强度工作后剧烈运动。

此外，心态的调整也很重要。休息之余不妨多和家人、朋友联络，或培养一些兴趣爱好，可以借此释放工作或生活中的压力。

（高　颖　司天梅）

4. 为什么要**学会**
享受独处

在生活中总会遇到这样一些人：可以一个人吃饭、一个人逛街、一个人旅行，他们看起来独立但不孤单，游离于人群之外，按照自己的节奏生活。他们不是没有朋友，他们享受友谊和亲密，同时也热爱独处。在独处的过程中，他们的内心是丰盈的、满足的。

专家说

古语云："有朋自远方来，不亦乐乎？"我们的文化崇尚社交，也鼓励社交。反之，独处的能力则往往被忽略。

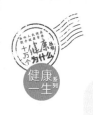

关键词

独处　社交

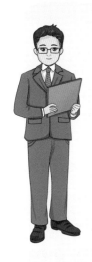

　　独处是探索和了解自己内心的过程。在人群中，我们的好恶难免会受到他人的影响。而独处时，每一分、每一秒如何度过，全凭自己的内心。我们可以把独处看成和自己的对话，在这个过程中，我们逐渐更了解自己。

　　独处也是提升和充电的机会。享受独处的人往往都有读书的习惯，他们的身份有很多面，他们可能是"996"加班的职员，可能是家庭主妇，可能是外卖小哥……他们在这些身份之外，留出来一部分时间和空间给自己，通过阅读扩展自己的能力。哪怕每次独处的时间只有短短的几分钟，无数个几分钟累加起来，可能就会带来显著的不同。

　　独处不是摒弃社交，相反，独处意味着有选择性地社交。减少无意义的社交，把时间和精力留给自己和生命中重要的人。内心有力量的人无须通过所谓朋友的数量来证明自己，也无须通过高朋来衬托自己的能力。

　　如何培养独处的能力？对于不习惯独处的人来说，最难处理的就是独处时的孤独感。那么，降低独处的难度，选择一件感兴趣的事情，给自己制订一个一小时的独处计划，循序渐进地增加独处时间或许是可行的方案。

（张献强　司天梅）

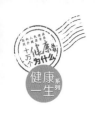

5. 为什么要**建立**
良好的人际关系

马克思曾提出：人的本质是一切社会关系的总和。在漫长的进化过程中，人类选择了群聚而居，有人在的地方，就有人际关系。良好的人际关系无论对人类社会还是独立个体而言都有积极意义。

从进化角度来看，群居有助于人类在野外获取食物、对抗恶劣环境，复杂的人际互动最终促成了人类族群的不断壮大，并最终站在食物链的最顶端。

对个体而言，从一出生就具备了与人建立关系的能力。新生儿通过哭喊获得周围亲人的关注，以此获得食物和照顾。神奇的是，哪怕几个月大的婴儿，也具备了调节人际关系的能力。当过多的关注让婴儿感到压迫时，婴儿会通过主动回避目光接触或减少互动来缓解社交压力。

我们常说"好的童年治愈一生"，除了满足生存需求以外，人际互动也是个体发展必不可少的环节。和同龄人玩耍、互动有助于个体学习如何与他人相处，某种程度而言，同辈关系可以视为成年前人际关系的演练。儿童、青少年时期的友谊对个体而言往往具有特殊的意义。科学研究也证实，儿童、青少年时期的社交有利于大脑神经元之间建立突触联系，完全剥夺社交将对个体情绪、认知功能等造成不同程度的破坏，将明显增加精神、心理疾病的发病率。

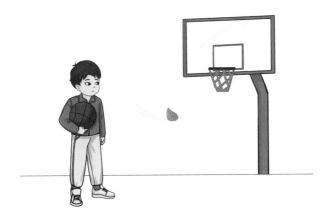

 专家说

如何才能建立良好的人际关系

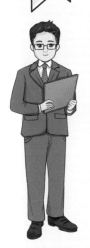

首先，尊重是一切关系的前提，但尊重是双向的，为了维持一段人际关系而一味讨好对方是不可取的。在此基础上，良好的人际关系并无统一的模板，只有双方都觉得舒服的关系才是好的关系，所以要学会照顾自己和他人的感受。

其次，学会沟通是建立人际关系的必修课。沟通可不仅仅是说话这么简单，汉语博大精深，讲话的重音、语气不一样，表达的含义可能就南辕北辙。学会沟通指的是能够在合适的时机，把自己原本想表达的意思传达给对方。

最后，也是最重要的一点，即真诚。长期稳定的人际关系需要花时间和精力去维系，真诚的互动远胜于一切技巧。

四种人际交往心理模式

著名的心理学家爱利克·伯奈（E Bernc）依据对自己和他人所采取的基本生活态度，提出了四种人际交往心理模式。

类型	特点
我不好 - 你好	缺乏自信,表现为自卑,甚至是社交恐惧
我不好 - 你也不好	缺乏爱和被爱的能力,极端孤独和退缩
我好 - 你不好	以自我为中心,把人际交往中失败的责任推在他人身上,固执己见,骄傲自大
我好 - 你也好	是一种成熟、健康的人际交往心理模式。能够接纳自己和他人,正视现实,保持积极、乐观、进取的心态

（孙雅馨 司天梅）

6. 为什么人 都需要**安全感**

安全感，顾名思义，就是我们对于环境是否安全的内心感受。当我们提到"安全感"这个词的时候，更多的在于强度感受，而非安全本身。比如，处于战火中的平民，他们面对的外部环境是不安全的，但被父母护在怀里的孩子其内心可能是充满了安全感的，因为他知道父母会竭尽全力保护自己。反之，没有安全感的人，可能在环境安全的情况下仍旧感到惶惶不安。所以，说到底，安全感是我们对于环境是否安全的感知。

美国心理学家马斯洛曾提出需求层次理论，人的需求分为生理需求、安全需求、社会需求、尊重需求和自我实现五个层次。按照这个理论假说，我们只有满足了安全的需求，才有可能实现更高层次的需求。一个安全感缺失的人，他／她的爱与被爱的能力大概率会受限，这也是为什么有的人在亲密关系中总是患得患失，担心被爱人抛弃。

层次	序号	内容
自我实现	1	自我追求、道德、创造力
尊重需求	2	信心、成就、尊重与被尊重
社会需求	3	爱情、友情等情感需求
安全需求	4	人身、家庭、财产安全
生理需求	5	呼吸、水、食物、睡眠

马斯洛需求层次理论

寻求安全感，这是我们与生俱来的能力。小婴儿从出生起就通过啼哭来吸引父母的注意力并寻求照顾，这是人类历经漫长的进化过程保留下来的提高生存率的本能。如果小婴儿的需求大多数时间都能够得到满足，那么他／她感知到的世界就是安全的，是充满爱的。哪怕偶尔一两次没有得到回应，孩子心里也不会有

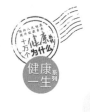

关键词

接纳自我 满意

过多难以承受的不安,因为他/她知道,父母只是恰巧不在这里,他们很快就会回来。这便是约翰·鲍尔比的依恋关系理论,好的养育过程会形成安全的依恋关系,这是后来诸多其他关系发展与建立的基础。在这一点上,马斯洛和鲍尔比的观点不谋而合。

当然,我们每一个个体都具有极其强大的主观能动性,如果我们已经意识到安全感的缺失给我们的生活造成了一些困扰,并且愿意尝试作出改变的话,可以有意识地纠正不合理的思维,重新建立积极、健康的思考模式,在这个过程中尝试重新建立起安全感。

（孙雅馨 司天梅）

7. 为什么要**接纳自我**

我们常说,要"接纳自我"。很多人把这句话理解为"要接纳自己的不完美",却也忽视了另外一层含义,即"要接纳自己的优点"。互联网时代,信息像潮水般源源不断涌入,在大数据算法的加持下,我们接收到的信息往往是趋同和失真的。如果我们在意容貌,大数据会推送更多容貌姣好的面孔到我们眼前;如果我们在意财富,我们会看到更多比我们富有的人的生活。长此以往,我们可能会陷入自我怀疑、自我否定的情绪中无法自拔,从而忽略了我们自身具备的其他品质和能力。

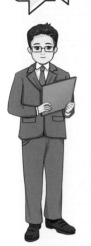

接纳自我说起来很容易，实践起来难度却不小。我们总会对自己有一些期待，当这些期待在合理的范围内时，它们有可能成为此时我们进步的动力。但过高的或者不切合实际的期待则更像是空中楼阁，于现实没有太大帮助，反而给当事人平添许多烦恼。所以说，接纳自我很重要。

如何做到接纳自我

首先，要对自己有一定的了解，具体指的是对自己的"三观"、性格、学习、事业等方面有客观的了解。所谓客观，那就一定具有两面性，我们建议将一张纸对折，一侧写下自己满意的特点，一侧写下自己不满意的特点。

其次，将满意和不满意的特点按照重要程度排序，将自己最满意的三个特点和最不满意的三个特点单独列出来。接下来我们会用到两个心理学小技巧：①如果这三个令你不满意的特点可以通过七分的努力去弥补，但可能只有三分的效果；如果将这七分的努力用于完善令自己满意的三个特点呢？②如果这三个令你不满意的特点注定不能弥补，这对你来说又意味着什么呢？

很多时候，我们总是抱着"人定胜天"的心态在生活，却忽略了主观能动性的局限性，白白浪费了许多时间和精力，给自己徒增了许多困扰。森田疗法的核心要义即"为所当为，改变能改变的，接受不能改变的"，这句话对于"如何接纳自我"同样具有指导意义。

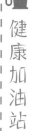

关键词

满足 期待 快乐

森田疗法

由日本精神科医师森田正马在 1919 年创立，主要用于神经症的治疗。其治疗原理是"顺其自然"。服从精神的自然状态，只重视目前的现实生活，以建设性行动为中心，通过行动改变性格、改善症状。

（孙雅馨 司天梅）

8. 为什么**知足**就能**常乐**

老人常说"知足常乐"，指的就是当我们对自身或者外界的期待没有那么高的时候，我们更容易满足，更容易体会到快乐。当我们抱着"比上不足、比下有余"的心态看待我们自身的处境时，许多不甘心、不快乐的情绪自然就消解了。

专家说

我们作出一个行为，或者说出一句话时，往往是抱有一些期待在其中的。比如，我们努力学习，可能是为了能够获得一个不错的成绩；我们去健身房健身，可能是为了获得一副健康的躯体或者是好看的身材。我们在作出行动之前，会在脑子里评估为了达到想要

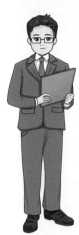

的目标，我要为之付出多少努力，以及目标达成之后的获益，来评估这些努力是否值得。如果行为的结果达到了预期目标，那么大脑的奖赏系统会启动，我们会体会到"成功后的快乐"；反之，如果行为的结果没有达到预期目标，我们感受到的就可能是"失败后的挫败感"。

通常情况下，如果预期是符合实际的、通过适当的努力就能够实现的目标，偶尔一两次的失败不会对一个人长久的信心或情绪造成负面影响，反而会是总结经验的机会，有利于下一次的进步。但如果一个人的预期是明显不符合实际的、过高的，反复失败的经历会令其对自己丧失信心，严重时患抑郁、焦虑等心理疾病的风险明显增加。因此，调整我们的心理预期，将目标设得低一些，成功的概率便高一些，快乐来得也更容易一些。知足而常乐的道理就在于此了。

事实上，快乐在所有人面前都是平等的，它无关身份、地位、财富，更多取决于人的内心如何处理和加工欲望与满足之间的关系。如果任由欲望膨胀，终有一天会超出我们的能力范围，欲望得不到满足，自然也就没有快乐可言。知足，知的是界限，懂得知足的人可能看起来不思进取，实则掌握了快乐的秘诀，有大智慧。

（孙雅馨　司天梅）

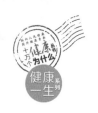

9. 什么都有了， 为什么还是不快乐

关键词

幸福 快乐 内心满足

亚里士多德曾经说过："在生病的时候，我们把健康当作幸福；在贫困的时候，我们把财富当作幸福。"但是当我们真正拥有了健康和财富，我们却常常感到并不幸福。为什么我们好像什么都有了，却还是不快乐？

究其原因，可能是许多人一直追求"外在的快乐"，他们没有把生活的重心放在自己身上，即使到最后已经拥有很多，一旦丧失追求的目标，他们就会缺乏上进心。没有了奋斗的目标，生活就会变得迷茫，可怕的空虚和无聊就会随之而来。

专家说 **怎样寻求内心的满足，获得真正的快乐**

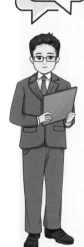

首先，要让生活的重心回归自我，找到你真正热爱的事情，可能是一项爱好、一种生活状态或者一种艺术形式。把注意力集中在当下，学会珍惜当下的每一个瞬间，体验生活的美好。

其次，通过学习提高自己的人生境界。阅读是拓宽视野、提高人生境界的重要途径之一，培养自己的兴趣爱好也可以帮助你拓展兴趣领域。无论是绘画，还是欣赏一场交响乐，或是学习一门语言，参加一场讲座活动，都能让你收获此刻自己的快乐。

当然，当感受到自己不快乐时，我们还要学会与他人建立联系，这是实现内心满足和获得真正快乐的重要途径之一。与朋友、家人或同事经常沟通，讲述自己的迷茫和问题，寻求他们的帮助和安慰；同时，我们自己要学会培养积极的心态，看到事情好的一面，尽量不让负面情绪影响自己的状态和行为。

总之，快乐离不开一颗善于感悟幸福的心灵，真正的幸福、最高的善是精神幸福，源于对生活和生命的热爱。如果你感到不快乐，可能需要思考你的个人价值观、心理健康和社交关系，并思考如何改变你的生活以更好地适应这些方面。如果你感到沮丧或无法解决这些问题，请考虑咨询一位专业心理医生。

（张献强　司天梅）

10. 为什么
长痛不如短痛

当我们面临选择，尤其是面对两个旗鼓相当、各有利弊的选项的时候，我们往往会陷入纠结、痛苦的境地。亲朋好友们可能会很关心我们，说"长痛不如短痛，总要做一个选择"，那么，为什么长痛不如短痛，我们在说这句话的时候，想表达的含义又是什么呢？

我们可以具体到一个场景来阐述这个问题：小 A 和男朋友异地恋爱 2 年，而且因为双方工作的原因在未来 3 年里都不可能结束异地状态，两人都觉得感情出现了问题，但又无法下定决心分手。小 A 的妈妈劝她"长痛不如短痛，现在分开对你俩都好"。在这个案例里，妈妈认为分手是短痛，继续异地恋爱是长痛，分手会让双方在短时间内因为关系破裂感到痛苦，但时间会慢慢稀释这种痛苦；相反，继续异地恋爱的话，感情可能会在反复摩擦中变淡，最终也难逃分手的结局。

还以小 A 的故事为例，如果她选择"短痛"，两个人分开，那么她要面对的是关系破裂带来的丧失之痛。这一类痛苦其实是我们每个人成长过程中都会经历的情感体验：爱人分别、朋友远行，甚至亲友离世。面对丧失之痛，短期内我们可能会感到悲伤、愤怒，会哭泣、胸闷、头痛等，这是丧失后每个人都要经历的。

如何避免"长痛"

大多数人会下意识地回避痛苦感受，但这样痛苦不但不会消退，还会使人长期处于紧张、焦虑状态，对人的睡眠、饮食，甚至精神心理健康都有明显的负面影响。

这种情况下可以避免长期痛苦的方法是允许自己感受痛苦体验，和信任的人倾诉、宣泄情绪，合理安排日常生活可以减缓身体的不适感，随着时间推移，痛苦才会逐渐减轻，紊乱的情绪才会逐渐归位。

所以，当面对痛苦的情绪时，允许痛苦存在、接受自己的悲伤和愤怒，向他人倾诉，按自己的节奏慢慢消化，维持正常生活，适度运动，短时的痛才能换来长期的心理稳定。

（孙雅馨　司天梅）

11. 为什么**生活**是充满**喜怒哀乐**的

美国著名的情绪心理学家罗伯特·普鲁奇克提出，我们的情绪就像颜色一样，由类似"红黄蓝三原色"一样的 8 种基本情绪，以及基本情绪相互组合派生出的其他复杂情绪所构成。8 种基本情绪为：愤怒、厌恶、恐惧、悲伤、期待、快乐、惊喜、信任。

这些情绪，是我们大脑对外界环境刺激加工处理后的产物。大脑不同的区域负责加工、处理不同类型的情绪。例如，杏仁核脑区主要与负面情绪有关；黑质及腹侧被盖区有大量分泌"快乐"激素的神经元，与积极情绪的调控有关。大脑将不同类型的环境信息进行复杂的整合和处理，最后上传到高级皮质，形成意识，我们才能最终感受到环境的丰富多彩，体会到生活的喜怒哀乐。

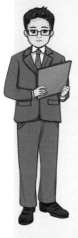

专家说

趋利避害是我们的本能，那么，面对纷繁复杂的外界环境，我们如何能让"喜、乐"多一些，"怒、哀"少一些呢？

创造快乐的机会

快乐是一种情绪，情绪是具有感染力的。在一定程度上，靠近让自己感到快乐的人或事物，远离让自己变得消极的人或事物，快乐的概率会加倍。这基于对自己一定程度的了解：喜欢社交的人可以到人群中去，广交朋友，甚至从事社交属性强的工作；喜独处的人则大可不必强迫自己变得外向，一本书、一场电影甚至一趟旅行，一个人自有一个人的乐趣。

接受不快乐的事实

我们一生中会经历很多事情，其中有相当一部分会让我们感到沮丧或难过，但不幸的是，能够通过个人努力改变局面的事情只占一小部分，大多数时候我们需要学着释怀。"改变能改变的，接纳不能改变的"，是森田疗法"为所当为"理念的精髓。或许体验过悲伤，喜乐才更显得弥足珍贵。

（沈　甜　司天梅）

12. 人为什么需要
适度的压力

提到压力，我们常会联想到"泰山压顶"，会本能地认为压力会带来紧张、紧迫等负面的情绪。但凡事利弊相依，面对困难或者危险的时候，压力能帮助我们提升身体的警觉度和反应性，从而更好地应对环境，这也是为什么在人类漫长的进化过程中，机体保留了我们感受压力的能力。

什么是压力，压力有什么积极作用

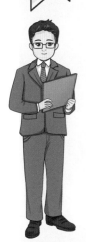

压力是个体在生活适应过程中的一种身心紧张状态，来源于"环境要求与自身应对能力不平衡"。一般来说，压力可以通过各种常见的心理和生理反应表现出来，比如紧张、心烦、失眠、食欲减退等。适度的、温和的压力对机体具有保护作用，有助于机体提高警觉程度、增强注意力；但是，严重、持续和过度的压力则会影响人体的功能，甚至会诱发抑郁障碍和焦虑障碍。

压力的"度"在哪里

适度的压力，会将我们的身体调动起来，更积极主动地去应对压力。想必大家在生活中有过这样的体

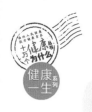

会：如果两三天之后有一场重要的考试，你会积极利用这几天时间复习，学习效率似乎也比平时更高一些；即使熬夜，短期内也能保持精力充沛。以上是适度压力带来的保护性作用，有助于我们更好地应对挑战。但是压力太大，反而带来的是过度紧张、疲惫、身体心理的耗竭，甚至是崩溃。

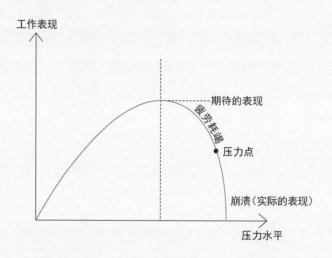

如何更好地应对压力

下面有几个实用的小练习，可以帮助你更好地应对压力。

（1）深呼吸：先用鼻子慢慢地吸足一口气，大约数 4 个节拍，然后慢慢吐气，也用 4 个节拍，每次连续做 4~10 分钟即可。也可以闭上眼睛，边做深呼吸边想象一些美好的情景，效果会更好。优点：便捷有效。

（2）正念呼吸：以一个舒适的姿势坐下，身体重心微微前倾，把注意力转移到呼吸上，感受每一次呼气和吸气，偶尔走神也没有关系，再把注意力拉回呼吸上即可。优点：简单易行。

（3）**身体扫描练习：**以一个舒适的姿势坐下或躺下，逐一想象头、颈、肩、上肢、躯干、下肢每一块肌肉的放松。优点：简单易行。

（4）**适度运动：**舒缓的运动，例如瑜伽、太极拳等有助于改善情绪，推荐尝试，但不要做超过自身能力的动作，避免运动损伤。优点：简单易行。

健康加油站

压力的身体调节机制

人体内存在精密的神经内分泌调节机制，其中下丘脑 - 垂体 - 肾上腺素轴（HPA 轴）的功能和压力密切相关。过度的压力会导致 HPA 轴的过度激活，进而压力转化为生物信号，随着血液循环作用于全身。信号作用于呼吸系统，会感到憋气、窒息；信号作用于皮肤毛细血管，会脸色苍白，手脚冰凉；信号作用于运动系统，会手脚发抖甚至整个人僵住；信号作用于大脑，会导致焦虑、抑郁、恐惧、记忆力减退、注意力不能集中等。

（孙雅馨　司天梅）

二

乐的适度

13. 为什么说

快乐教育不是简单满足

"快乐教育就是满足孩子的一切要求吗？"相信很多年轻家长或多或少都有这种困惑。在倡导减负的背景下，教育和快乐是否能够兼顾？

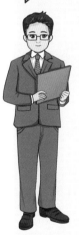

近年来，基础教育减负工作开展得如火如荼，教育模式逐渐从应试教育转变到素质教育、快乐教育。很多家长的理念一时难以转变，认为快乐教育就是纵容孩子玩乐，虽然满足了孩子爱玩的天性，但无益于孩子的前途。家长的担忧不无道理，但把快乐教育视为洪水猛兽也大可不必，且也不能粗暴地把快乐教育和简单满足画等号。

快乐教育的本质还是教育，而快乐则是形式。事实上，好的教育本就该是传道、授业、解惑的过程，如果一个学生享受学习的过程，那么教育对这个学生而言就是快乐的。

快乐教育和传统教育的不同点就在于快乐教育注重学生学习兴趣和学习能力的培养，而传统教育模式更加强调教育的成效，类似于"只要你学习成绩好，其他都不重要"的理念看似强调了教育的重要性，但其很有可能阻碍了学生内心对知识兴趣的发

关键词

教育 快乐教育 满足

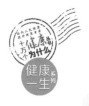

关键词

养生

焦虑

陷阱

展。换句话说，当学生不是为了知识而学习，而是为了学习成绩好所带来的附加价值而学习的话，那么他／她的内心就很难对学习这件事本身产生持久的正向情绪。

有人将快乐教育和简单满足等同起来，恰恰说明在其内心深处认为教育是痛苦的、和快乐不沾边的事情，这是赤裸裸的误解。简单满足可能短期内会给孩子带来快乐，但从长远来看，从跨越一生的时间尺度来看的时候，简单满足实则弊大于利。

（孙雅馨　司天梅）

14. 为什么说
养生也有陷阱

衰老是生命无法逆转的方向，对此，有的人坦然接受，有的人通过运动、养生等方式试图延缓衰老的进程。人们每天不知不觉间会接受大量和健康焦虑有关的信息，比如保健品广告、明星和同年龄普通人同框的照片、体检时越来越多的小问题等，这都与过度担心健康的心理有关。适度的养生无可厚非，但凡事有利就有弊，如果过度沉迷于养生，不仅对健康无益，甚至对健康有害。

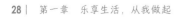

专家说

适度的养生意识有助于大家关注自己的健康状态，并且为提高健康状态而改变不良生活习惯，如戒烟、戒酒、管理体重、定期体检等。人们热衷于一系列养生产品，更是为了缓解自己的健康焦虑。但有一些产品不但于健康无益甚至有害，过度不当服用保健品被送进急诊抢救的例子屡见不鲜。

提高健康意识，适度养生，避免落入养生陷阱，有如下几点建议。

（1）定期去医院体检：如果有需要处理的健康问题，就遵医嘱服药或治疗。迷信偏方或者家里老人口口相传的经验是十分不可取的，在看病这件事情上，建议相信医生的专业性。

（2）学会识别养生产品：陷入养生陷阱，会增加烦恼。识别养生产品，最简单的一个方法就是看这个商品的生产许可证，如果是药品，许可证里有"某药准字"字样；如果是医疗器械，许可证里有"某械注册"字样；如果是保健食品，许可证则以"卫食健字"开头；非医疗器械则按照相应的生产许可标准标注。保健品不能替代药品，忌讳药品的不良反应转而盲目使用保健品浪费钱不说，还可能耽误病情，得不偿失。

（3）食补需谨慎：一些昂贵的食材往往被冠以大补的功效，但目前并无直接证据证明这些食材的神奇效果。相比之下，增加日常食物的丰富性，多摄入一些谷物、优质蛋白和优质脂肪要来得更实惠一些。

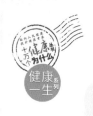

（4）保持规律生活：规律的生活、适度的运动、良好的睡眠习惯、培养业余爱好，可以使人体生物钟保持平衡，起到健身、健心的作用，是最好的养生方式。

（孙雅馨　司天梅）

15. 为什么
有人会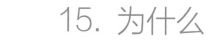

每逢春天，脱去臃肿的冬衣，健身也自然被提上了日程。适度运动不仅有助于强身健体，还能调节情绪，是一种健康的生活方式。然而凡事皆有度，过度健身不仅于健康无益，甚至有害，因为过度健身导致猝死的新闻屡见不鲜。

为什么有人会过度健身呢

从生理角度上讲，运动能促进大脑释放一种叫作内啡肽的"快乐激素"，尤其中高强度的运动能迅速提高体内内啡肽的浓度，让人体会到快乐和兴奋。因此，很多人会抱着"运动使我快乐"的心态来参与健身活

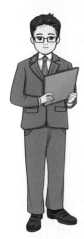

动。运动疗法也是有效改善情绪的治疗方法，临床医生常常建议患者适度运动。

这里的适度，我们指的是强度及时长适中，既起到了强身健体的作用，又不对身体造成运动损伤。如果一个人为了追求完美的肌肉曲线不惜长期高强度训练，哪怕肌肉拉伤、疼痛也不停止训练，这显而易见就是过度健身了。过度健身的原因比较复杂。

从心理角度而言，运动是符合当下社会潮流的事情，一个爱好运动的人会得到很多他人的积极反馈、表扬。于是，运动就像一颗"糖"，在运动者的大脑里打开了"奖励"的机关。当这个奖励机制形成后，他们便会按照大脑的惯性一直实施下去，哪怕身体出现了消极反应。

此外，不少研究表明，过度锻炼既是成瘾，又是强迫行为。对自己或者他人各方面要求较高、具有完美主义倾向的人，容易"染上"运动成瘾。这些运动成瘾的人，不仅被运动占用大量时间、精力而影响事业和家庭，还会有很多严重的健康问题，如疲惫、过劳损伤、长期感染、电解质紊乱、心血管问题和情绪低落。

所以，如果你喜欢运动，饮食不规律，在生活中又是个追求完美的人，需要多反省目前的运动状态，看看运动频率、强度以及持续时间是否合理，莫让运动成瘾。

（马光威　司天梅）

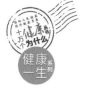

16. 为什么**银行卡透支**了还是**忍不住购物**

　　网购的便利性及花样繁多的促销活动极大地刺激了消费者的购买欲望，消费者甚至会为一些用不到的商品下单，或者购买一些超出自己消费能力的商品，哪怕银行卡透支了还是忍不住购物。除了商家缔造的消费主义陷阱之外，这种不受控的购物行为背后有较多的心理和社会因素。一般社交圈窄、缺少其他娱乐项目或兴趣爱好的人会花费更多的时间在购物上。挑选商品、比价、下单等会激活脑内的奖赏系统，让人感觉到快乐和满足。但不幸的是，这种满足感并不持久，往往下单之后就会感到后悔、自责，严重时甚至会影响正常的生活和工作。

专家说

购物成瘾严重影响消费者的身体健康

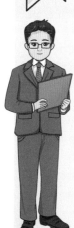

　　近年来，线下购物被网络购物挤占了市场，网络购物以其价格优势、配送优势等特点受到广大消费者的喜爱。同时，网购也是一把双刃剑，因为购物不受时间和空间的限制，频繁购物甚至购物成瘾变得高发，严重影响消费者的生理健康和心理健康，造成资源浪费的同时还会增加心理疾病的发病风险。

如何预防购物成瘾

　　第一，建议对收入进行合理规划。例如，把收入的百分之二十用于日常消费，百分之五十用于强制储蓄，剩下百分之三十用于个人提升等。

第二，养成记账的习惯。我们总会有这样的感慨："钱越来越不禁花了，工资到手就没。"建议每隔一段时间复盘自己的消费明细，检查是否有不必要的购物或支出。

第三，购物之前列一个清单，只买清单上的必需品，这将有助于避免买回不需要的商品。

第四，减少刷卡购物，尤其是刷信用卡购物。刷卡时，大脑对商品价格不敏感，容易超预算购物。信用卡先用后付的模式也不利于养成健康的消费习惯。如果消费者本身即存在购物成瘾的问题，我们建议减少信用卡的使用，必要时寻求专业人员的帮助。

（陈晓文　司天梅）

17. 为什么有人沉迷"网恋"

有人出于各种原因更倾向于在虚拟世界交朋友，却回避现实生活中的亲密关系。那么，到底是什么原因让许多年轻人都深陷其中呢？

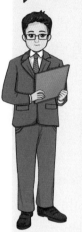

（1）**匿名性和情感联系性**：很多人在网络上总是可以和对象畅所欲言、无话不谈，但在现实中反而腼腆害羞、难以表达。因为没有见面的关系，使得个体更容易敞开心扉，表达他们的想法和感受，提供人们在现实生活中可能缺乏的情感支持和陪伴，觉得被理解、重视、尊重和欣赏。

（2）**便利性和可及性**：网恋和现实恋爱最大的不同，就是"方便"。在线联系他人的便利性使得维持网恋关系变得更容易。人们可以随时随地与他们的网恋对象沟通，这对于那些工作繁忙或社交机会有限的人来说，是有一定吸引力的。网恋的双方从开始到结束都不需要见面，时间也容易安排。网恋可以保有私人空间，避免很多现实恋爱中的矛盾。

（3）**隐蔽性和低开支**：网恋几乎不会影响双方的生活，尤其是对于那些生活方式低调的人，这样的恋爱方式有很大的隐蔽性，不需要跟家人和亲戚朋友交代，状态轻松、不影响对方生活。而且网恋关系成本较低，节约了一笔约会的开销。

（4）**理想化和害怕被拒绝**：在网恋中，人们可能会理想化他们的对象，将自己的欲望和幻想投射到他们身上。这可能导致对网恋关系的沉迷，个体可能会为他心目中创造的"完美"伴侣而痴迷。

（5）**逃避现实和自尊心低**：网恋可以作为逃避日常生活中压力和困难的方式。人们可能会沉迷于他们的网恋，因为它为他们提供了从问题中分心的机会。自尊心较低的人也可能更容易沉迷于网恋，他们可能会依赖网恋对象给予的高度认可和关注来提高自己的自尊。

需要注意的是，虽然网恋可以带来满足感并建立有意义的联系，但保持虚拟和现实生活之间的平衡对于确保整体幸福非常重要。

（蓝志辉　司天梅）

18. 为什么要用
恰当的方式宣泄情绪

乍一看，"用恰当的方式宣泄情绪"这件事情理所应当，但是并不是所有人都能做到。用恰当的方式宣泄情绪，可以帮助人们更好地面对挫折、困难或压力，也有利于促进身心的健康发展。

专家说

识别情绪，可能比宣泄更重要

在学会用恰当的方式宣泄情绪前，首先要学会识别情绪。先来试试，你是否能分辨出"疲倦、无聊、

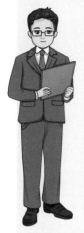

沮丧、悲伤"？或许你会觉得每一种情绪对你来说都完全不一样，或许你对这些情绪的感觉比较含糊、笼统。心理学家把区别并识别自己具体感受的能力称为情绪粒度，这种能力因人而异。情绪粒度低的人，表达负面情绪可能更多地使用"不好、不开心"这样的描述，也更容易采用不恰当的方式宣泄情绪。但是，经过学习和练习，情绪粒度也可以有所提升。

接纳情绪，不要认为它好或坏

尽管心理学家把情绪划分为积极情绪和负面情绪，但并不意味着情绪本身有好坏之分。例如，焦虑属于负面情绪，但是一定程度的焦虑能使人更有动力；而过度的焦虑则使人停滞不前，甚至产生躯体症状。允许情绪存在，不评判情绪的好坏，本身就是一种调节情绪的方式。

用恰当的方式宣泄情绪

恰当的宣泄情绪的方式指能够帮助我们有效地表达情绪、缓解压力的情绪调节方式，并且它不会对他人或自己的身心健康及社交关系造成负面影响。

以下方法，可以帮助我们宣泄情绪：①观察、描述和接纳自己的情绪；②适当地向他人倾诉；③进行一项喜欢的有氧运动；④尝试一些放松和调节情绪的技巧，如深呼吸、冥想、写情绪日记、绘画等；⑤寻求心理健康专业人员的帮助。

（吴艳坤　司天梅）

19. 为什么
乐极也会生悲

关键词

快乐不仅是一种体验，作为一种正向的情绪，它能参与调控脑内神经递质的分泌，对个体的心理健康乃至躯体健康都有一定的促进作用。但凡事都有两面性，不加控制的快乐于健康无益，要当心"乐极生悲"。类似的例子不胜枚举，《儒林外史》里范进中举的故事想必大家耳熟能详：他本仕途不顺，屡次应试却屡次不中，因此，当他得知自己中了举人之后竟大笑不止，发了狂，令人唏嘘不已。现实生活中，新年聚会推杯换盏之际，谈笑时突发胸闷、胸痛，紧急就医的情况也时有发生。

专家说

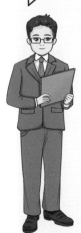

稳定的情绪对于个体的身心健康而言意义重大。我们体内有一套完整的神经 - 体液调节机制，能够维持机体内环境的稳态和平衡。人类复杂的情绪变化，都是在神经 - 体液系统的调控下进行的，反过来，情绪的波动也会影响机体内环境的稳态和平衡。情绪问题是许多内分泌相关疾病的风险因素，如高血压、冠心病、高脂血症等。这可能与情绪波动激活体内的应激系统，进而使外周血中儿茶酚胺等物质增加，引起全身血管收缩，导致外周器官血液灌注不足，出现缺血性损伤有关。

情绪 心肌梗死 脑梗死

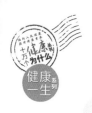

因此，对于一些存在躯体疾病的高风险人群而言，更应该保持情绪稳定，避免情绪在短时间内剧烈波动，致使"乐极生悲"的悲剧发生。

我们应该如何保持情绪稳定

首先，以更加开阔的心态丰富人生阅历。抱着体验的心态拥抱生活中的美好或不美好的一切，不因结局符合预期而狂喜，不因求而不得而大悲，那么相对我们会拥有更加稳定的情绪。

其次，学会给情绪降温，避免在情绪不稳定的情况下作出重要决定或者大额消费行为，凡事等一等，或许就能够避免许多不必要的烦恼。

（孙雅馨　司天梅）

关键词

假期综合征　生物钟

20. 为什么会出现
"假期综合征"

"快乐的时光总是格外短暂"，这种体验在假期结束时更是越发明显。在假期末尾、复工初始，人们总会感到自己全身心都出现了一系列症状：精神萎靡、食欲减退、腰酸背痛、疲惫不堪，为什么在休假后反而更累了呢？

专家说

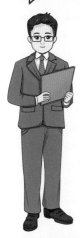

为什么会出现"假期综合征"

首先，过度睡眠或熬夜会导致睡眠节律紊乱。假期中人们通常会选择通过上午睡懒觉来弥补工作日缺乏的睡眠，通过晚上熬夜来延长假期，但这种行为实际上破坏了工作日建立起的生物钟，导致体内器官的作息陷入混乱。

其次，无论是户外还是宅家活动，都免不了长时间接触电子产品。这会使身体处于加班状态，得不到充分的休息。

最后，即便在假期中什么都不做，大脑仍然持续处于不断接收和处理加工外来信息的消耗状态。与此同时，神经学家雷切利还发现，当大脑处于无任务的静息状态时，仍然有一些脑区处于激活状态，进行着一定的功能活动，这些脑区所构成的脑网络连接被称为"默认模式网络"。因此即便看起来处于什么都不做的休息状态，大脑的消耗也会让人感到精神疲惫。

如何避免"假期综合征"

（1）**列出想做和要做的事情：** 通过对假期中和假期后的活动进行梳理和安排，减少未知事件带来的精神消耗，同时通过对待办事项的完成，也能够重新感受到对生活的掌控感。

（2）**维持规律的生物钟：** 假期可以适当延长睡眠时间，但不能超过工作日的 1.5 倍，同时入睡和起床时间也需要维持一定的规律，让身体形成规律的生物钟。

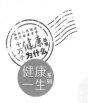

  （3）减少屏幕使用时间，尝试新鲜事项：减少电子产品的接触时间，从过多的信息中脱离出来，回归生活本身，尝试一些自己未接触过的、具有一定小挑战性的新事项，丰富和拓展自己的生活体验。

（沈　甜　司天梅）

独乐乐
不如众乐乐

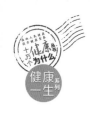

21. 为什么
分享快乐会更快乐

分享为何能放大或加倍我们的快乐和愉悦？主要是分享意味着把资源给更多的人，他人感受到了我们的友好、尊重和诚意，给予我们正向的情感反馈，建立起友谊联结，满足我们的交往需求和情感归属。因为人具有社会性，独享会让人精神孤独，当产生一种喜悦情绪时，希望有人能共享、交流和认同。

拉贾戈帕等心理学家的研究发现，想要通过分享来获得更多的快乐是有条件的，即分享的双方都要有较为一致的反馈，分享才会增强双方的积极情绪，拉近双方的心理距离；反之，双方在认知和情绪感受上差异过多时，分享就是一种无效的社交行为，对周围的感染力不强。

如何才能做到有效分享

要找到同样心理频率的人，带着诚意和微笑，让渡资源使对方受益。从双方都感兴趣的话题开始接触，比如你的快乐在于运动，那么你周边另一个体育粉丝就是你可以分享的人。你们更容易获得相似的话题、关注同类的新闻，对同一件事形成较为相同的看法，激发出相近的情绪和情感，愿意参与同样的活动和任务。只要是做体育活动相关的事情，你就会第一个想到他/她。他/

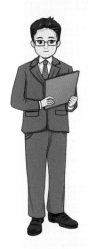

她和你在兴趣偏好上接近，你们的心理感受性趋同，这种分享会降低你们的沟通成本，不容易"踩雷"，却容易让你们心理相通，获得更多的积极回应，增加归属感和亲密感，让你觉得更满意和幸福。

不愿意分享可以吗

可以的。有人更乐意独享，不会太顾及他人的感受，认为这是对自我心理边界的守卫；有人由于某些经历，习惯于被帮助，不肯拿出自己的东西。还有人不分享是对强迫分享的抗拒，他们讨厌社会的硬性要求，不愿意失去自我控制权。

健康加油站

一致性反馈

他人完全理解和认同分享者的快乐，可以用言语、活动、行为等表现出来。比如某人喜欢榴梿，他／她的朋友不会嫌弃特殊味道，会陪他／她一起买榴梿或者吃各类榴莲甜品。

（李则宣）

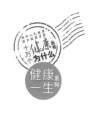

22. 为什么
分享是一种能力

分享不仅仅是一种利他的意愿，还代表着一种高级的心理能力，包含着各种能力要素。首先，是有良好的心理品质——舍得。分享要克服人性的自私和贪婪，内化社会规范和利他行为，愿意让他人从自己身上获益。其次，是共情能力，"将心比心"，能准确地感受到对方的需求，精准提供满足。最后，是表达能力，分享要传递心意，需要用言语和非言语表达来增进交流。被分享者囿于害羞或自尊，会习惯性地拒绝，如何让他人心无所碍地接受自己的好意，需要分享者用言辞降低对方的顾虑，淡化需要回报的精神压力。

专家说

分享能力可以培养吗

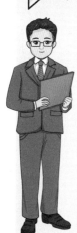

分享作为一种积极的适应行为，有利于优化人际关系，可以通过从小加以培养来提高，方法如下。

首先，家长积极示范，传递分享理念。比如家长掰开橘子，然后告诉孩子："我们要一人一瓣地分吃橘子，大家一起吃东西最快乐哦！""吃独食，就会让吃不到的人不开心哦！"做其他事情也是如此，让孩子感受到互相体贴的重要性。

其次，用商量的语气，鼓励孩子分享。当孩子处在物权敏感期，允许他们不分享，但可以用商量的语气，让他去体会别人的感受。"弟弟想玩你的小汽车，可能他也喜欢这个款式！"但尊重孩子的意愿，不上手强行分配，允许不借出玩具。

再次，家长要注意倾听孩子不愿意分享的理由，协助孩子处理内心冲突。很多孩子对某些玩具或物品有特殊的感情，割舍不下，又不愿意被人说小气，内心特别矛盾。家长要耐心倾听，帮助孩子将它们归为"宝贝"类别并加以珍藏，并协助挑出可以分享的物品。

最后，帮助孩子体验到分享的益处，形成自主分享。最初孩子的分享是被动的，但通过多次分享，孩子得到了他人交换的玩具、书籍、零食等，感受到了良好人际互动的作用，他们就能增多主动分享的行为，实现自愿分享的"双赢"。

（李则宣）

23. 为什么
分享能产生自信

分享的人是自信的。分享是把自己富余的物质财富和精神产品分给别人，愿意让他人得到好处，体现出分享者慷慨大方的人格特征。

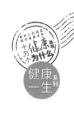

他/她觉得自己的东西是好的，别人肯定也愿意与自己共享这份美好。分享者积极的心理中有希望、乐观和良好的社会认知，折射出一种显著的积极自我，愿意和他人建立良好的人际模式，相信别人也会回馈积极的善意和支持。

分享会提高我们的自信。通过分享，让我们验证了"爱是可以回流的"，让人对他人、对社群都有良好的期待，更容易构建一个和谐、互助的心理环境，从而在这种环境内产生信任和依赖感，更相信自己的判断和行为。

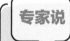 分享如何提高个人的自信心

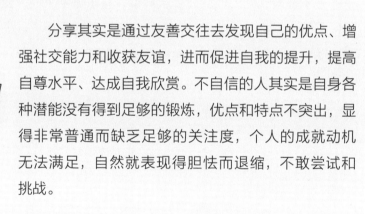

分享其实是通过友善交往去发现自己的优点、增强社交能力和收获友谊，进而促进自我的提升，提高自尊水平、达成自我欣赏。不自信的人其实是自身各种潜能没有得到足够的锻炼，优点和特点不突出，显得非常普通而缺乏足够的关注度，个人的成就动机无法满足，自然就表现得胆怯而退缩，不敢尝试和挑战。

通过分享就是让我们去接触不同的人群，向别人释放善意，增加和别人交往的机会和实践。别人比我们强大，他们或许指点我们，或许会包容我们的不足，让弱小的我们有机会成长；别人比我们优秀，更能让我们看见好的榜样，提供缩小差距的方法供我们参考；即使别人不比我们更好，他们身上独特的经历、心理特征和交往方式，都可以让我们体验到生活的多样性和丰富性，让我们的内心变得更有弹性而适应得更

好。通过各种心理互动和碰撞，探索到更多未知的自己和心理盲区，我们的心理会逐渐强大，学习到各种心理技能，能够让个人自我成长得更独立、鲜明而完整，心理素养提升了，人格更加完善了，心理健康水平和自尊都会随之提升，变得愈发坚强而信心满满。

（李则宣）

24. 为什么

爱是相互分享

当遇到真爱时，我们是高度渴望相互分享的。真爱会让我们把对方视为自我的一部分，希望彼此融入，互相延伸自我，消除隔阂，实现更顺畅的情感交流。

一方面，我们乐意向对方提供自己的资源，让对方共享自己的物质、精神产品，智力、技术或人脉关系等，让对方得到最大的获益。我们爱对方，实际是爱另一个自我——投射在对方身上的"另一个我"。爱别人，其实也等于爱自己，自然不遗余力。

另一方面，如果对方也对我们足够开放和乐于分享，这会让我们的分享欲望变得更强，对方感受到这一点后，可能分享的力度也会加

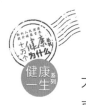

大，从而促进彼此的心理依赖和支持，使得感情加温，心理纽带变得更为牢固。

何种程度的互相分享是适宜的

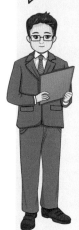

互相分享是一种社会倡导的"我为人人、人人为我"的合作意识，通过分享，大家可以实现资源合理配置，使资源流向更多有需要的人群。同时，分享可以打破彼此的心理隔膜，促进人际互动和社会公序良俗的优化。

分享不是越多越好，需要适宜的界限。分享要基于自己富余的前提，要满足自己的基本需要，不过分损害个人现有或未来的生活质量，更不能牺牲个人或家人的健康或生命。过度的分享不是慷慨大方，而是一种病理性的利他，是一种夸大化地讨好别人，是没有独立自我的一种畸形表现。

分享也要让自己有充分的机会去"享"，不能只做奉献者。大大方方地接受别人的善意和帮助，力所能及地回馈他人和社会，这也是成熟社会中的自然做派，可以放心地依靠别人，让别人也能通过"分"获得自信和满足感，更愿意去帮助他人。

当然，社会是多元的，"别人始终是别人"，是有心理界限的。别人是否愿意和我们毫无保留地分享，这是无法强求的，但我们可以在自己掌控的范围内，给予爱和收获爱。分享需要做到双方的大致平衡，才能保证有足够的心力去继续分享。

（李则宣）

25. 为什么
在**人际交往**中要**把握度**

人际交往是一个循序渐进和微妙的心理过程，从相遇、相识到相知，需要控制好双方交往的"度"（即人际距离）。其中，主要就是要控制社交中的人际心理距离，既不能无所顾忌，以"关系好"的名义，任意突破他人的心理界限；也不能对社交失去兴趣，以致与别人缺少沟通和形成较强的心理隔膜。人际交往中要根据社交关系的类型、性质和质量，拿捏好分寸，超越了"度"，双方就会产生龃龉，交往就会产生种种问题或终止。

专家说

交往中如何保持适度的人际心理距离

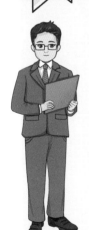

适度的人际交往要有合适的人际心理距离、交往频率和言语词汇。朋友之间要注意礼貌，要多倾听、允许别人表达；一般朋友不要交浅言深，以点到为止为宜，要尊重他人的隐私，不过分询问。关系适度才能让人心情舒畅，从而维持良好的关系。

社会心理学家霍尔认为，人际距离是交往或潜在交往双方的、反映相互之间关系的空间距离，不同类型的关系导致了四种人际距离：一是亲密距离，这类距离包括亲子关系、夫妻关系或恋爱关系，这是距离最近的人际交往，会热烈地亲吻、拥抱，可以感受到

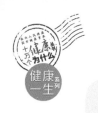

对方的体温、气味，甚至能看清对方的微表情；二是个人距离，双方往往是朋友或熟人，可以亲切地握手、搭肩、近距离交谈，显得比较亲近；三是社交距离，一般是社交性的接触，如工作环境和社交场合的距离，人际界限特别明显，增加一种庄重感，比如招聘会上的双方；四是公共距离，是陌生人之间的距离，是最远的距离，人们会尽量地减少对他人的关注，比如搭乘公交车，我们会故意离其他乘客更远一些。

健康加油站

人际交往的四种人际距离

类型	距离	适合人群或关系
亲密距离	0~0.45 厘米	恋人、夫妻、亲子之间以及至爱亲朋之间
个人距离	45~120 厘米	任何朋友和熟人都可以自由地进入此空间
社交距离	120~360 厘米	礼节上较为正式的交往关系
公共距离	大于 360 厘米	适用于彼此极为生硬的交谈及非正式场合

（李则宣）

26. 为什么通过
人际交往能获得支持

人际交往其实也是一个各类资源汇集和重新分配的过程。根据社会支持理论的观点，一个人单打独斗力量有限，而通过人际交往可以整合更多的力量和资源来获得社会性支持。与家庭成员、亲友、同事、团体、组织和社区交流和向其求助，可以从中得到精神上和物质上的支持和帮助，用以减轻心理应激、缓解紧张状态、提高社会适应能力。一个人所拥有的社会支持网络越强大，就能够越好地应对各种来自环境的挑战。

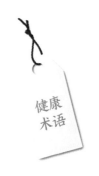

健康术语

社会支持系统

又叫作"社会关系网"，指个人为了提高心理社会适应能力，通过有支持作用的关系网络，在物质上和精神上获得所需要的支持和帮助。

专家说 **建立个人社会支持系统，补充自己的心理能量**

如何在人际交往中获得更多的支持？那就要形成和维护自己良好的社会关系网络。首先，要重视社会支持系统的作用和价值，用资源取向的观点去结交人脉，不要轻看别人，要尊重和欣赏别人，诚心相待。有困难敢于向别人求助，在他人遇到困难时，也能热情援助，形成合力，互相支持。

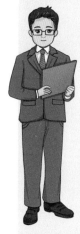

其次，要主动出击，增加交往的外围圈。很多人的社交比较封闭，源于他们内心的不安全感，不敢去结交与自己差异较大的陌生人，害怕损失或受伤。实际上，社会支持系统不能过分同质化，需要更多领域的专业人士，这需要我们打破内心顾虑，积极参加各类活动，让内心更开放，容纳差异化的朋友。

最后，要足够独立，小事不轻易动用社会支持系统。凡是自己能解决的，就自己去做；自己做不到，就花钱找专业服务；遇到实在难以解决的困难，再转向社会支持系统，要把社会资源用在最宝贵的事情上。

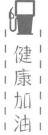

健康加油站

社会支持

心理学家把社会支持界定为四类：情绪／情感支持，如观点共鸣、情爱、信赖；手段支持，如技术援助；情报支持，提供应对的情报消息；评价支持，提供关于自我的评价。

（李则宣）

27. 为什么**充满关爱的环境**很重要

人作为社会性动物，关爱是一种不可或缺的心理营养。关爱充足，个体从幼小到成年的过程中往往会发展出足够的安全感、归属感、亲密感和幸福感，并且会习得人类爱的能力而自爱和爱人。反之，个体得不到足够的关爱，则其在成长过程中往往会产生大量的负面情绪，看问题消极极端，对他人警惕性高，缺乏热情和信赖，内心特别孤僻和冷漠。导致成年后情感脆弱、意志薄弱、性格懦弱、自私封闭，甚至出现暴力等偏差行为。

实际上，充满关爱的环境对成年人而言也是构建温暖、支持感和希望感强的友好社会的心理条件，可用以维系良好的人际关系和交往。

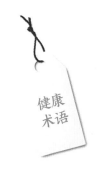

关键词

健康术语

心理营养

指个体心理发育和成长所需的积极的心理影响因素（如无条件的接纳，我最重要，安全感，肯定、赞美和认同，学习、认知和模仿），可为其心理健康提供如同养料一般的正向作用。

重要他人

指在孩子心理人格形成及社会化的过程中，最具影响力的人。

关爱　心理环境　心理发育

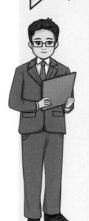

父母如何去给孩子从小到大的心理关爱

父母要做孩子的"重要他人"，通过尊重儿童的心理发育规律，使其从小就得到足够的心理营养。

（1）**对于 0~3 个月的婴儿：** 无条件地接纳是其最基础的心理营养。父母要细致地照顾他们，要从其啼哭和各种反应中去揣摩和满足他们的需求。

（2）**对于 4 个月 ~4 岁的婴幼儿：** 第二层心理营养是安全感。孩子开始用手、脚和嘴部探索外部环境，需要家长在旁边鼓励和保护，增强安全感。

（3）**对于 4~7 岁的幼儿：** 他们自我意识愈加强烈，活动和语言能力快速发展，需要肯定、夸奖和认同。

（4）**对于上小学的孩童：** 他们需要一个自己崇拜的榜样。这个榜样是其内心高度认可的、愿意倾听和模仿的对象，父母不要轻易否定这个对象。

（5）**对于更大的、成人感强烈的孩子：** 他们不仅想要获得家长的尊重和信任，而且想要拥有更大的自由选择或决策权。家长应给予他们一定的心理空间，允许他们承担必要的责任。

（李则宣）

28. 为什么**人际交往**可以**使人共同成长**

提到"人际交往"，大家首先想到的是各种各样的人际关系，而关系的发生，主要通过交往来实现和巩固。人际交往是人们在社会生活中相互作用、交流信息、沟通感情和相互知觉的过程，伴随物质和精神的相互影响和发展。在交往过程中，主体间相互联系、相互习得和共同成长。那为什么人际交往可以使人共同成长？

人际交往是从采集狩猎时代以来形成的本能属性，是马斯洛不同需求层次实现的重要过程，在人的心理机能发展和社会学习中起着关键作用。通过主体与主体间的交往行为，人们逐步认识客观世界，获得社会知识经验积累，完善个体社会角色建立和自我发展，并形成个体独特的精神世界。

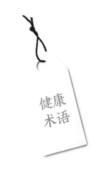

关键词

人际交往 共同成长

健康术语

心理机能

是由心理学家提出的，是在和其他人交往过程中产生的，受到人类文化历史的制约，强调意识活动在人类的需要与环境之间的重要中介作用。

人际交往智能

是对交往对象表情、语言和心理等信息的觉察反应能力。通过分辨不同个体差异、了解他人，从而能够与之进行有效沟通。

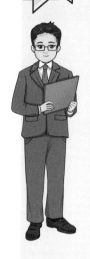

专家说

我对人际交往充满抵触和恐惧，该如何改变这种局面

首先，找到抵触和恐惧的内在驱动力。可能是既往失败人际交往带来的创伤性体验；可能是害怕交往过程中缺点暴露而被讨厌；可能是过分的自我约束或以自我为中心。其次，纠正认知偏差，减少思维反刍。尽可能地理解和接纳这种内在驱动力，尝试积极暗示和正念训练，减少负性思维模式。最后，正面真实和不完美的自我，确认本体价值与独特性，拥有被讨厌的勇气。

如何建立健康良好的人际交往模式

交往，本质上是主体与主体间需求交互满足和价值互换的过程。健康良好人际交往模式的建立需满足互动双方的需求和价值取向。通过提升人际交往智能，比如学会聆听、承认不同思维方式的合理性和满足他人被尊重的需求等，实践并归纳出适合自身的交往行为范式，可以帮助我们建立健康良好的人际交往模式。

（张倩倩　张　燕）

29. 为什么
不应歧视社会弱势群体

提到"社会弱势群体"，很多人可能会无意识地、先入为主地去和身边的一些人相关联，不知不觉中在刻板印象和偏见的作用下，衍生出歧视。"社会弱势群体"，指的是在某一层面上处于竞争力不足、适应能力不佳或没有发声和话语权的、需要得到帮助的人。当面对某一层面上相对自身处于弱势的群体时，人们往往容易产生偏见和歧视，那为什么要呼吁避免歧视的发生？

歧视对个体或群体的伤害是长久和深刻的，每个人都有可能成为歧视和伤害的承受者。正如美国教师珍·艾略特的"蓝眼睛和褐眼睛试验"所展示的那样，随着外在因素的改变，歧视者和被歧视者的身份在不断地转换，当人们选择了歧视，便失去探寻被歧视个体或群体全貌的能力；同时，歧视增加了皮格马利翁效应，即对个体或群体的暗示作用，阻碍个体或群体的发展和价值实现，影响社会运行的公平和稳定。

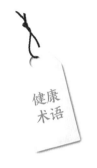

健康术语

皮格马利翁效应

是一种社会心理效应，指个体的行为和发展会受到周围评价者的情感和态度的暗示作用而最终成为那样的人。

关键词

歧视　社会弱势群体

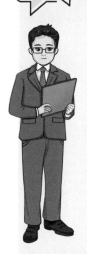

为什么人们容易对"弱势群体"产生歧视

替罪羊理论和受害者有罪论：人们倾向于为自身遭遇的挫折和胆怯寻找可转移和发泄的更"沉默"者。

社会地位和归属感的需要，自我优越感的满足：社会地位的确立、归属感的需求和优越感的满足都驱动着人们必然会寻找某些层面不如自身的个人和群体。

如何消除对"弱势群体"的歧视

首先，培养客观理性的态度，从整体来看待问题。由于个体的多面性，因而不可能窥一斑而知全貌，不同角度下，每个个体都有沦为弱势的可能。其次，增强同理心，学会理解和换位思考。弱势意味着不足，一定程度上会伴随不足所带来的相对不那么满意的结果。最后，做好宣教，增加互动与接触。通过互动和接触，人们开始彼此理解和建立关系，也是通过互动和接触，人们能够检验、纠正片面和主观的观点。

（张倩倩　张　燕）

四

知行合一

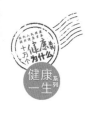

30. 为什么**知易行难**

知　行　知行合一

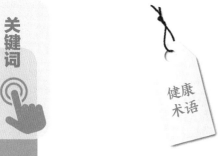

健康术语

知

指的是人们对客观事物的了解或形成的主观解释，停留在"意识"和"认知"层面。

行

指的是在强烈动机或需要激发下的外在行为，用以接近或获得相应奖赏。

提到"知易行难"，大部分人都有过这样的体验，简单来说就是"道理我都懂，却依然过不好这一生"。所以，为什么会知易行难？

在这个大数据信息化时代，对客观事物形成自己的感知和思考并不难，但如果只是停留在"知"，在没有引起强烈动机或需要并转化为相应驱动力时，自然不会外显为相应行为。

专家说

如何做到知行合一

心态乐观、积极暗示、适时奖励、形成自己的节奏和步伐并坚定地选择。正如之前所说的，很多时候我们倒在了计划制订完的第二天早上。也许是冬天的被窝太舒服，也许是昨天晚上因为制订计划而太激动。要做到知行合一确实是很难的事情，但是如果不尝试"翻山越岭"，你可能永远不会发现，原来你的生活还存在这样的"风景"。

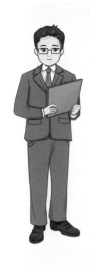

把"知"转化为"行",需要了解的心理路程

首先,我们需要明确的是,大多数的行为都是为了满足个体的期望、需要和奖赏。也就是说,明确你期待什么,了解你真正需要什么,以及希望行为带来什么样的奖赏,是我们实现由"知"转化为"行"驱动力的第一步。

其次,动机和需要明确后,做好内部评估和排序。罗列出各个动机和需要的重要性和紧急性,按照个体内部期望、有效性和效价三步进行价值衡量。

最后,在有清晰的价值衡量和排序后,将首要的动机和需要细化为当下具体和实操性强的阶段目标,同时排除一些其他干扰性因素,积极实践。这些干扰性因素可以源于本能对当前享乐的趋附、既往失败经历的困扰或外部其他来源的诱惑。在这个过程中,要适时地提醒自己最初的期望、需要和奖赏,培养乐观主义的归因风格,阶段性目标完成的奖励,都有助于持续驱动力的产生。

(张倩倩　张　燕)

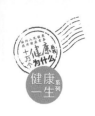

31. 为什么**万事开头难**

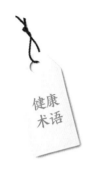

健康
术语

飞轮效应

是指当人们进入一个新的领域时，往往会经历一个需要花费大力气的开始，当积累到一定程度后，才会得心应手。

"从早上起床开始已经走了很长的一段路"，这句话贴切展示了"万事开头难"。很多时候人们也会说，"好的开始是成功的一半"。以上充分体现了"开始"的道路必定充满斗争和崎岖。

归纳起来，万事开头难的"难"主要有以下原因：首先，面对陌生领域缺乏认知基点和方向。如果我们没有相关知识结构和规划，很容易像无头苍蝇，经历碰壁和失败。其次，迈出舒适区的心理障碍和恐惧。人的本性是包含有规避风险和趋利避害的，生活中，学习母语总比学习外语要简单舒适，此时外语就意味着舒适区外的挑战、痛苦以及犯错的可能。最后，快餐时代的浮躁、前期准备的费力以及正反馈缺乏。现在很多事情都在讲求效率，也就造成了人们对于试错的恐惧和正反馈的急于求成，一旦短期内得不到想要的结果，就会萌生出退却的想法。

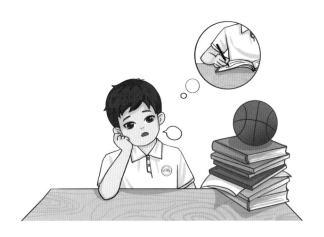

如何克服万事开头难

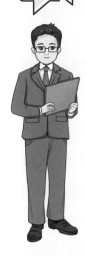

　　首先，改变认知。认知就是对事情的看法，影响着情绪的产生和行为的形成。在"认知的循环模型"中我们知道，认知影响着行为的发生和具体表现。当我们克服开头的心理障碍和恐惧，从依赖别人帮助转向信任自己和为自己负责，内耗和开始的阻力才会减少。

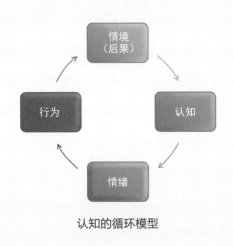

认知的循环模型

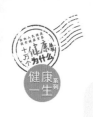

关键词

青少年时期　人际交往

　　其次，明确方向。不打无准备之仗，任何尝试都是消耗能量的，所以必须要有规划和前期准备，只有明确了方向，才能有助于我们减少不必要的试错。

　　再次，要有行动力。清代著名才子彭端淑在《为学一首示子侄》一篇中对难易是这样评判的："天下事有难易乎？为之，则难者亦易矣；不为，则易者亦难矣。"所以，准备好，就去做。

　　最后，允许自己走得慢，但是要走得坚定。很多时候"心急吃不了热豆腐""千里之堤溃于蚁穴"。心理学中有一个著名的理论叫飞轮效应，即只要坚持不懈推动事业的飞轮，总会等到自己的快车道。

（张倩倩　张　燕）

32. 为什么要帮助青少年学会人际交往

　　人际交往对青少年人格和心理成长有着重要的作用。首先，人际交往对青少年形成自我认识和自尊心具有重要影响。青少年通过与他人交往来评估自己的价值和能力，这有助于他们形成对自我的认识和自尊心。其次，人际交往是青少年发展社交技能和人际关系的重要场所。通过与他人交往，青少年可以学习如何与他人交往、解决矛盾、建立良好的人际关系等。最后，人际交往还有助于青少年建立身份。青少年通过与他人交往，可以探索自己的兴趣、价值观和身份，并通过与他人的交往来确认和强化自己的身份。总的来说，人际交往是青少年人格和心理成长过程中不可或缺的一部分。

社会群体是个体观察自我的一面镜子，个体的自我概念在很大程度上取决于个体认为他人是怎样看自己的。而健康良好的人际交往为青少年提供了重要的社会化机会，帮助他们积累人生经验并成长为独立、健康、有社交技能的成年人。

青少年该如何正确处理好人际交往

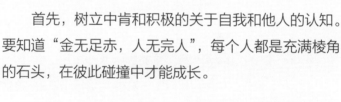

首先，树立中肯和积极的关于自我和他人的认知。要知道"金无足赤，人无完人"，每个人都是充满棱角的石头，在彼此碰撞中才能成长。

其次，培养沟通技巧。沟通是人际交往的核心，传递着信息和情感，青少年要学会表达自己的想法、感受和情感，并且倾听他人的想法、感受和情感。

最后，善于人际交往和解决人际冲突。良好的人际交往一定是建立在相互、平等和真诚的基础上的，做到相互信任、尊重和理解，学会妥协、协商和让步，尊重他人，注重情感交流，从而建立良好的人际关系。

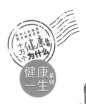

健康加油站

关键词

校园欺凌 心理健康

青春期的特殊性

青少年时期是独立意识形成和认识自我的关键时期。这个时期对他人评价和情感波动较为敏感，在自我角色建立过程中容易产生与父母的对抗。同时，由于心理发展跟不上生理发展，内心充满着各种各样的关于自我和人际关系的冲突，比较容易在这个阶段出现一些心理问题。

（张倩倩　张　燕）

33. 为什么
要为**受校园欺凌的孩子**
提供**心理支持**

随着目前网络信息的透明化，"校园欺凌"成为社会热点问题被广泛关注。校园欺凌是一种严重的社会问题，危害着孩子的心理和生理健康。心理学和教育学研究表明，欺凌给孩子带来的是精神和肉体的双重打击。被欺凌者往往充满孤独、痛苦和无助，自信心和自尊心被打击，个体未来的长期发展受到影响。另外，欺凌也是目前孩子出现抑郁、焦虑等心理健康问题的主要原因之一。

为了帮助受校园欺凌的孩子渡过难关，提供心理支持是十分必要的。通过帮助孩子重建自信和自尊心，提高他们的心理素质，帮助他们解决欺凌带来的负面影响。同时，通过心理支持可以帮助孩子提高学习动力、学习兴趣，改善学习成绩，最终实现学业上的进步，并为他们健康良好的发展打下坚实的心理基础。

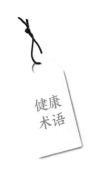

健康术语

心理韧性

是指一个人应对压力和挑战的积极调整策略。通过学习新技能、保持积极心态和尝试建立良好社会关系等，可以提升心理韧性，从而帮助人们保持平衡和幸福，适应生活中的复杂和不确定性。

如何为受校园欺凌的孩子提供心理支持

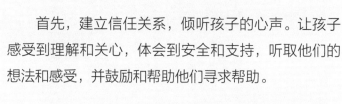

首先，建立信任关系，倾听孩子的心声。让孩子感受到理解和关心，体会到安全和支持，听取他们的想法和感受，并鼓励和帮助他们寻求帮助。

其次，帮助孩子纠正欺凌带来的自我否定和歪曲认知。大部分受欺凌的孩子会将欺凌归因于自我错误，并发展为自我否定和消极认知，尤其是当求助被忽视或错误应对时。

最后，帮助孩子提升心理韧性，学会自我保护，如果问题持续存在或加重，建议他们寻求专业精神心理健康帮助。

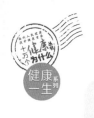

青春期 有效沟通

当校园欺凌事件发生时，孩子和家长该如何正确应对

　　家长尽量做好支持，和孩子一起保留好证据，如短信、电子邮件或社交媒体截图，与学校合作，共同努力解决欺凌问题；及时寻求专业帮助。无论是心理健康或生理健康受到严重影响，家长都应该陪伴孩子积极寻求帮助，避免欺凌给孩子带来长久的创伤体验。

（张倩倩　张　燕）

34. 为什么
要学会与青春期的孩子更好地沟通

　　提到"青春期"，人们首先想到的是不稳定和叛逆。究其原因，由于生理和心理的巨大变化，青春期注定充满挑战和机遇，包括生理变化、身份认同的寻找以及与父母的关系变化等。心理学研究显示，青春期是孩子认知和情绪管理能力显著提高的时期，容易受到外界因素的影响，尤其是来自父母或监护人的影响，这可能决定了他们未来会成为什么样的人。心理学家卡尔·罗杰斯提出了一种叫作"有效沟通"的技巧，即在沟通中表现出赞同和理解，可以增强孩子的自我认同和自信；帮助孩子处理青春期的挑战，可以增强他们的情绪管理能力。因此，与青春期的孩子进行有效沟通具有重要意义，影响孩子的健康成长和发展。

如何与青春期的孩子进行有效沟通

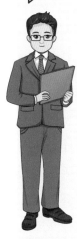

认识到青春期孩子正在寻求独立性和自我认同。尊重他们的观点，给予孩子适当的时间和空间来表达他们的想法和感受；尝试理解孩子的观点，并和他们进行公平的讨论，以解决冲突和分歧。

创造支持的沟通环境，以促进开放和诚实的对话。与孩子进行互动式沟通，而不是单向的指令式沟通；采用积极的沟通方式，避免说话时的语气和态度带有攻击性；积极聆听孩子的话语，而不是急于表达自己的想法；在沟通中使用肯定语言，以提高孩子的自信和信心；鼓励孩子寻求帮助和支持，以应对青春期的挑战。

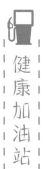

健康加油站

建立良性亲子关系

建立信任、尊重、支持，了解孩子的需求和想法，提供安全、稳定的环境，从而与青春期的孩子进行有效、有建设性的沟通。

适当地表达自己，在沟通中培养孩子的同理心，同时也要注意原则和底线，不能一味跟随孩子的想法，在合适的时机作出正确的引导和建议也是十分必要的。

（张倩倩　张　燕）

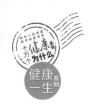

35. 为什么在**职场**中需要学习**情绪管理**

提到"职场"，大家眼前应该都会有相关愉快或痛苦的画面浮现，伴随内心的五味杂陈和情绪的波澜起伏。那么，什么情况下需要情绪管理，为什么需要学习情绪管理？

情绪管理，是一项重要的心理健康技能，特别是在情绪强烈波动或影响正常生活和工作时。在职场中，人们常常面临各种压力和挑战，情绪的稳定性也时常因为出现的压力和挑战而变得难以平衡，长久的情绪困扰带来极大的精神内耗，影响着职场人群的心身健康、工作效率和人际交往。因此，如何有效地管理自己的情绪成为很多职场人关注的问题。

专家说

如何在职场中进行情绪管理

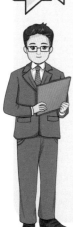

首先，明确情绪来源，作出正确认识和评估。正如情绪调节和认知行为理论所阐述的那样，个体的情绪是由思维方式和认知决定的，通过改变相应的思维方式和认知，正确评价和应对情绪，就可以更好地调节自身的情绪。

其次，尝试正念和冥想，积极接纳压力和情绪。正念疗法尝试让个体以积极的心态认识自身的情绪，通过观察和接纳情绪，达到情绪的调节。冥想则可以帮助我们平衡自己的情绪，减少内心的压力。

最后，合理安排工作和生活，积极寻求可得的社会支持。可以通过合理安排工作和生活来避免过多的压力和疲劳；可以通过建立社会支持网络，获得更多的情绪支持，从而改善自己的情绪状态。

健康加油站

职场中情绪管理的具体作用

情绪是人类行为的最重要驱动力，它决定着我们在职场中的表现，也是我们在职场中成败的关键。情绪管理，有助于个体自我意识的提高，了解自身情绪特点，找出情绪波动的原因；有助于个体学会正确和从容地处理职场中各种突发情况，提高个人工作效率和质量；有助于社会支持的获取和人际关系的建立。一个情绪稳定的人往往能够得到更多人的信赖和亲近，从而增强自我形象与自我认同感，帮助职场工作的展开、团队和谐氛围的营造及协作能力的提升。

（张倩倩　张　燕）

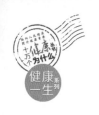

36. 为什么要**平衡**家庭角色和职场角色

家庭和职场就好比跷跷板的两端，不是厚此薄彼就是此重彼轻，我们好像很难找到两者间的平衡点，有时甚至忘了需要将两者平衡。所以，我们需要平衡家庭角色和职场角色吗？

家庭和职场是当代人们生活中两个重要场所，不同的角色需求和社会关系需要在这两个场所中得到满足。无论其中哪一方存在问题都不利于个体长期发展。正如俗语中讲的那样，"城门失火，殃及池鱼"。例如，家庭问题的情绪和精力占用可能会导致工作表现不佳，而职场压力和疲劳也可能会影响家庭时间和情感交流，导致家庭关系的紧张。因此，平衡家庭角色和职场角色对于提高个人的幸福感和生活质量，帮助个人更好地发挥职业能力和社会作用具有重要作用。

专家说　如何平衡家庭角色和职场角色

（1）**界定职场角色和家庭角色：**明确每个角色的具体内容和任务，并将它们分开。这样可以帮助个人更好地理解他们在不同场景中需要扮演的角色，以及如何平衡这些角色之间的关系。

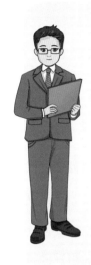

（2）**管理时间和优先级：** 使用时间管理技巧，如制订优先级清单和时间表，以确保足够的时间分别用于家庭角色和职场角色的责任和任务。

（3）**提高沟通技巧：** 在家庭角色和职场角色中使用积极的沟通技巧，包括倾听、表达感受和需求，以及解决冲突。这样可以帮助促进健康的关系，并减少角色冲突的可能性。

（4）**培养弹性和适应性：** 理解人生中的变化和不确定性，用更好的心态适应和应对在家庭角色和职场角色中出现的问题和困难。

健康加油站

家庭角色和职场角色的关系

当一个人在家庭角色和职场角色之间能够平衡，这两个角色可以相互促进。例如，家庭关系的稳定和支持可以帮助个人更好地应对职场压力和挑战，增强自信和工作效率。同样地，职场角色的成就和满足也可以积极影响家庭关系，增强个人的自尊和家庭地位。然而，当一个人在家庭角色和职场角色之间无法平衡时，这两个角色可能会相互干扰。

（张倩倩　张　燕）

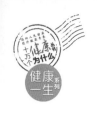

37. 为什么
要学会**选择性拒绝**

提到选择性拒绝，大家能够回想起很多生活中的场景，很多时候我们徘徊于接受和拒绝之间，但最终还是会选择默默接受。所以，要不要拒绝、为什么要学会选择性拒绝？

选择性拒绝是一种积极的自我管理方式，可以帮助我们更好地掌控自己的生活，减轻负担。具体来说，选择性拒绝可以让我们更好地分配时间和精力，专注于重要的事情。根据帕累托原则，80% 的结果来自 20% 的原因。因此，我们需要确定哪些事情是最重要的，然后将大部分的时间和精力投入这些事情中。同时，拒绝一些无关紧要的事情也可以帮助我们避免分心和负担过重，从而更好地保持注意力和工作效率。此外，学会选择性拒绝也可以帮助我们建立健康的人际关系。拒绝并不意味着我们不关心或不尊重他人，而是在某些情况下需要保护自己的权益和时间。通过适当地拒绝一些无关紧要或过度耗费时间的请求，我们可以更好地保持自己的心身健康，同时避免冲突和疏远。

专家说 日常生活中如何做到选择性拒绝

　　（1）设定优先级：根据自己的价值观和目标，设定明确的优先级，避免过多地涉及不必要的事情。

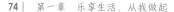

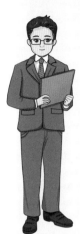

（2）学会"断舍离"：学会清理不必要的物品和任务，让自己的生活和工作更加简单和高效。

（3）认识到选择的重要性：明白选择的重要性，每次作出选择时，要考虑自己的优先级和目标，避免陷入无限的选择焦虑中。

（4）沟通和交流：与家人、朋友、同事等进行沟通和交流，让他们知道自己的想法和需求，以便大家更好地理解和尊重彼此。

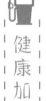

健康加油站

帕累托原则

也被称为 80/20 法则，是指在很多情况下，约 80% 的结果是由 20% 的原因所导致的。日常生活中，根据帕累托原则，将那些只产生少量效果的任务或活动拒绝掉，保证更多时间和精力用在那些产生更大效果的任务或活动上，从而事半功倍、取得更好的成果。

（张倩倩　张　燕）

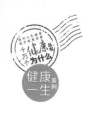

38. 为什么"中年危机"更需要有效应对

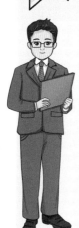

关键词

中年期 中年危机

中年时期也和儿童青少年时期一样，人们可能会面临许多生活上的变化和挑战，如职业压力、婚姻问题、子女成长问题等。这些问题可能会引起人们的不安和焦虑，进而导致中年危机的出现。什么是"中年危机"，为什么需要重视它？

中年危机，是指人在中年时期（通常是 40~60 岁之间）出现的一种心理状态，常常表现为对自己的生活、事业、家庭和未来的不安和焦虑，感觉到人生的价值和意义不够明确，或者自我价值受到了挑战。

专家说

如何有效应对中年危机

首先，寻找生命的意义和目标。中年危机的核心问题是对生命的意义和价值的怀疑和困惑，可以通过对自己的生活经历和价值观的反思，重新审视自己的生命目标和价值观，从而找到真正的生命意义和方向。

其次，培养积极的生活态度。中年危机往往会让人感到失落、无助和焦虑，可通过参加社交活动、运动、旅游等方式，积极地面对生活，增强自信心和自我满足感。

最后，接受挑战和改变。适应新的环境和要求，可以增强个体的适应能力和成长经验，从而帮助个体应对中年危机；最后，寻求支持和帮助，在挑战中学习成长。在应对中年危机时，个体需要得到周围人的支持和帮助。通过交流和反思，解决自己面临的问题。同时，可以通过学习新知识、尝试新的爱好、拓展社交圈子等方式，丰富自己的生活经验，提升自己的个人价值和生命意义。

健
康
加
油
站

关于心理学中的中年期

在《追寻生命的意义》一书中关于中年期有这样一段话："我们在半路上，或者在中途，发现自己已经走了那么远，但还没有看到终点。这时我们可能会感到绝望，怀疑自己是否走在正确的道路上，或者是否会永远迷失在黑暗中。"心理学上通常会将中年期作为个人发展的重要审视阶段，通过重新审视自己的人生目标和价值观，来适应生活的变化，为自己创造一个更加有意义的人生。

（张倩倩　张　燕）

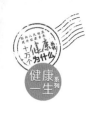

39. 为什么
要**及早适应退休生活**

退休 心身健康

"从上班的第一天起，我人生的目标就是早日退休"。提到"退休"，这应该是大多数当代"打工人"的共同心愿，但你真的有好好考虑过退休后的生活变化吗？真的可以适应退休生活吗？

退休是人一生中的重要站点，对心身健康有着重要影响。退休后，伴随日常活动的减少，身体机能也会随之下降；可能会面临失去工作和社交网络的风险，这可能导致情感上的孤独和无助感；人们的收入可能会发生变化，而由于经济和财务问题也可能导致焦虑和抑郁；也可能存在对于自我价值定位的迷茫。对于一些人而言，工作是对自我价值的认同和塑造的重要途径，而退休后可能会失去这种意义上的归属感。

如何应对退休生活

（1）**制订退休计划：**在退休之前，应该制订一份退休计划，规划自己的退休生活，从而避免感到无所事事。

（2）**继续学习和坚持兴趣爱好：**退休后可以继续学习新技能、新知识，可以让人们保持兴趣和动力。同时，继续坚持自己的兴趣爱好，可以帮助人们保持对生活的热情和积极性。

（3）**保持身体健康：**退休后应该适当地增加身体活动量，保持健康的饮食习惯，提高身体机能和免疫力，从而减少患病的风险。

（4）**寻找社交机会：**退休后人们的社交网络可能会发生变化，可以拓展新的交际圈，寻找志同道合的人群，保持社交联系，从而缓解孤独和无聊的感觉。

健康加油站

关注退休后的情绪变化

退休后由于活动量和身体机能的进一步下降、社交网络的丧失、自我认同和价值定位的迷茫等，很可能会出现一些不良情绪，如敏感、焦虑、抑郁和缺乏动力，从而需要一段时间的过渡期来调整自我状态。在这段时间里，短暂的不良情绪是正常的，如果长期存在焦虑、消极和悲观情绪并严重影响正常生活，可能是一些精神心理疾病的潜在表现，需要及时进行自我调整或寻求专业帮助。

（张倩倩　张　燕）

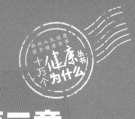

第二章

心理健康，核心素养

一

心理健康有标准

1. 为什么
要强调**心理健康**

关键词

提到心理健康，很多人想到的就是没有心理疾病就是心理健康，其实不然。早在 1946 年，世界卫生组织就给出了健康的定义：健康不仅是没有疾病或衰弱，而是身体、心理和社会适应的完好状态。

有心理疾病的患者在社会中确实是相对小众的群体，但还有相当一部分人的心理处于亚健康状态。《中国城镇居民心理健康白皮书》对中国城镇居民心理健康状况的调查结果表明，73.6% 的人处于心理亚健康状态，存在不同程度心理问题的人有 16.1%，而心理健康的人仅为 10.3%。这组数据表明，强调心理健康具有重要的医学意义与社会价值。

此外，人的心理活动包括很多内容，如感知觉、思维、注意、记忆、智能、情绪、意志行为以及个性等多个方面，任何一个维度出现问题，心理健康都会受损。而这些心理活动的受损，有些是显而易见的，比如情绪的高涨或低落；而有些则是隐蔽的、不易觉察的，比如注意障碍。因此，对心理健康的充分重视，怎么强调都不为过。

专家说

强调心理健康，首先要重视心理疾病患者的康复。心理疾病包括轻度的心理障碍和重性心理疾病。经过系统治疗，前者有望回归心理健康，后者有望恢复部分功能。

其次，要竭力将心理亚健康人群拉回到正常范围。

健康定义 亚健康

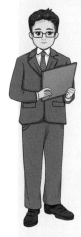

当前，很多职场人士和莘莘学子，承受较大的心理压力，其心理处于亚健康水平，也是部分心理疾病的高危人群。重视心理健康，主动舒缓压力，消除疾病隐患，会更大程度地提高这个群体的心理健康水平，助其接近或抵达心理健康标准。

最后，要让心理健康者将其状态保持下去。实际上，完全符合心理健康标准的人群也是小众群体。他们内心和谐，情绪稳定，人格完整。就像生理健康一样，有的人心理健康是浑然天成的，有的则是不断修养的结果。无论是自主还是自然的心理健康，都需要引导强化，使其更好地保持状态，不向亚健康滑坡。

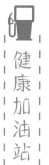

健康加油站

心理健康的意义

1. 心理健康有利于促进身心的健康发展。保持心理健康，会降低很多心身疾病如高血压、冠心病、癌症等的发病风险。

2. 健全的心理还有利于提高工作学习效率，一个注意集中、情绪稳定、行动积极的学生学习效率通常较高，成绩也较好。一个人如果智商、情商、逆商均衡发展，会成为一个全面发展的人才。

3. 心理健康对家庭稳定、社会安全有着极大影响。很多悲剧的发生，背后都存在心理的畸形或阴暗。

（白璐源　杨甫德）

2. 为什么
心理健康也有标准

判断心理是否健康，很多人会觉得很主观很抽象，好像没有客观的标准。确实，心理健康的评估不像血糖、血压那样，有一个量化的标准。但是，一些专家学者经过不断的观察研究，依据各种理论建立了相应的心理健康标准。部分标准得到了广泛认可。

最经典的心理健康标准是什么

美国心理学家马斯洛和米特尔曼提出的心理健康十条标准是公认"最经典的标准"。

（1）充分的安全感；

（2）充分了解自己，并对自己的能力作适当的评估；

（3）生活的目标切合实际；

（4）与现实的环境保持接触；

（5）能保持人格的完整与和谐；

（6）具有从经验中学习的能力；

（7）能保持良好的人际关系；

（8）适度的情绪表达与控制；

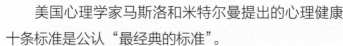

关键词

心理健康　标准

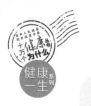

（9）在不违背社会规范的条件下，对个人的基本需要作恰当的满足；

（10）在集体要求的前提下，较好地发挥自己的个性。

如何理解心理健康标准的具体内容

上述心理健康标准，大致可以归纳为两个方面。

前5条讲的是自我内在的健康和谐。其中，安全感是心理健康的底色，人在没有威胁、充分安全的情境下才能做真实的自己；"知人者智，自知者明"，充分了解自己，才不会妄自菲薄或自高自大；对生活的目标切合实际，与现实的环境保持接触，才会脚踏实地，减少很多不切实际的想法带来的烦恼。

强调一下第5条，讲的是自己内心的各个层面彼此和谐，没有内耗。

后5条讲的是与外部世界之间的健康和谐，主旨为成长与适应。

从经验中学习，可以是吃一堑长一智的直接经验，也可以是他山之石的间接经验，这种能力是一个人心理不断成长的保证。7~10条讲的是自己和他人以及社会的关系，人是群居动物，良好的人际关系会提供一种社会支持和保护。而和他人相处，可能会有矛盾冲突，不提倡过度压抑，也不提倡为所欲为，而需要适度的情绪表达与控制；在社会、单位或团体中，遵守规则，利用规则，既成就自我、发展自我，又不违背社会集体的利益，才能给自己带来更大的发展空间和身心自由。

（宋崇升　梁　红）

3. 为什么**心理健康**的人 有**相似的特征**

心理健康的人是否像身体健康那样，具有一目了然的特征？

事实上，心理健康的有些特征是直观的，而有些特征则是需要深入观察，甚至和对方互动才能感受得到的。大部分心理健康特征很有共性或相似性。

专家说

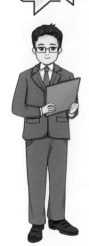

心理健康的人通常具有哪些特征

（1）**智力正常：** 能正确、客观地认识自然和社会，能以积极正确的态度面对现实的问题、困难和矛盾。

（2）**情绪反应适度：** 情绪表现乐观而稳定，对未来抱有希望，既不为琐事耿耿于怀，也不为大事冲动草率，遇事不会反应过度。

（3）**意志品质健全：** 对自己的言行举止有一定的自觉性、独立性和自制力，不刚愎自用，不盲从轻信；在实践中培养果断与坚毅，经得起挫折与磨难。

（4）**自我意识恰当：** 在集体中自信、自尊、自重，对自己的优缺点有客观的评价与要求；在实践中不断努力以实现自我价值。

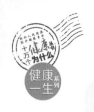

（5）**个性日趋完善**：个性是一个人稳定的、本质的和别人相区别的心理特点的总和。人的生活条件、文化教育、从事的生产与社会实践，越是丰富合理，人的个性就会越趋完善。

（6）**人际关系良好**：善于与人交往，能和大多数人建立良好的人际关系，重视友谊也接受别人的关心与帮助，与人相处时积极态度多于消极态度，能很快地适应新环境。

如何让这些特征为我所有

首先，可以在生活中找一个心理健康的榜样，比如自己钦佩的亲朋师友，观察对方的言行方式和处事方法，模仿其积极健康的心理特征，久而久之，这些特征就会内化为自己的一部分。

其次，养成内省的习惯。每天复盘自己的经历，看有哪些习惯需要保持，哪些行为需要优化，哪些做法需要改变。曾子说过"吾日三省吾身"，曾国藩也经常自我反思。经过内省，人也会发生由内而外的改变。

当然，人的心理特征都有相对的稳定性或惰性，改变起来并非一朝一夕之功，还有可能伴随痛苦。所以，对于暂时不能改变的地方，不妨接纳，给未来的成长留出时间。

（白璐源　杨甫德）

心理健康
能判定

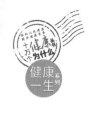

4. 为什么要有**良好的社会适应能力**

现在很多国家都有一个较为特殊的人群，他们大多为年轻人，看起来没有问题，文化程度也不低，但就是不想出去工作或培训，终日宅家啃老，被称为"尼特族"。他们身体健康，没有精神症状。问题出在哪里呢？就是缺乏社会适应能力。

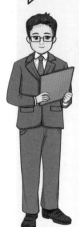

典型的尼特族在生活中还是相对较少的，但社会适应能力不足或存在困难者，在生活中并不少见。世界卫生组织对健康的定义中，就包含了"社会适应"这一维度。

什么是社会适应能力

社会适应能力是指人为了在社会更好生存而进行的心理上、生理上以及行为上的各种适应性的改变，与社会达到和谐状态的一种执行能力。包括：个人生活自理能力、基本劳动能力、选择并从事某种职业的能力、社会交往能力、用道德规范约束自己的能力。社会适应能力是反映一个人综合素质能力高低的表现，是个体融入社会，接纳社会的能力表现。

如何提高社会适应能力

（1）**要主动接触社会环境、积极适应社会环境：**可以有目的地参加社会实践活动，包括工作和学习，有意识地锻炼自己，走出舒适区，通过与环境相互作用而充分认识自己。主动适应环境，能激发主观能动性和创造力，从而产生积极向上、愉快充实的正向情绪，这既有助于适应环境，也有利于身心健康。

（2）**要积极调整自我，提高应对的技巧：**在接触社会环境的过程中，会遇到或产生社会环境和自身条件之间的矛盾和冲突。如果能够审时度势，选择有利的环境条件，抓住机遇，同时能够积极地调整自我，提高应对技巧，就能较快较好地适应环境。

（3）**要利用社会支持系统，积极寻求帮助：**在适应社会的过程中，可能会遇到各种问题。此时，要学会利用社会支持系统，求助师长亲友甚至陌生人，不提倡单打独斗，苦心孤诣。有时别人的一条建议，就会让人茅塞顿开，让事情峰回路转。有了鼓励支持，也会让人重拾信心，再战江湖。

（宋崇升）

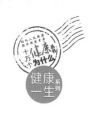

5. 为什么**适度的自恋**是**健康的表现**

关键词

健康自恋 不健康自恋

生活中如果有人喜欢自拍，或经常发照片，就会被说太"自恋"。"自恋"似乎是一个贬义词。其实，每个人本质上都是自恋的。自恋是一种通过胜任的经验而产生的自我价值感，是一种认为自己值得珍惜、保护的真实感觉。也就是说普通的自恋并非不健康，社会也是允许适度自恋的，而只有一个人过度自恋并超出了社会的接受范围，才不健康。

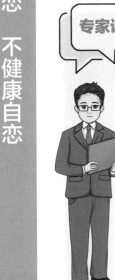

健康的自恋与不健康的自恋是两个相反的极端，更多的人是处在中间的某个位置，或者偏近某一端。

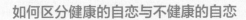

如何区分健康的自恋与不健康的自恋

健康的自恋是相信自己是可爱的，并认为这是不证自明的。这样的人对自己有一种基本的信任，认为自己就是值得喜欢的，即使有人批评，也认为是关心爱护自己。而不健康的自恋，则不相信自己是可爱的，总是需要通过别人的评价来证明。如果遇到批评，则会认为自己不好，甚至认为是在对自己进行恶意攻击。

健康的自恋，能够区分自己的想象与现实，在面对理想的同时，立足于现实。对世界、他人的评价都比较符合实际，能够较宽容地对待自己和他人。不健康的自恋者，则难以区分幻想与现实，凡事凭主观想象，沉醉于自己的幻想。对他人强求，却又不停地抱怨，甚至对他人充满敌意。

　　健康自恋的人，能够区分自己与他人的不同。他们爱自己，也爱他人，尊重自己，也尊重他人，能够平等、友好地与他人相处。而不健康的自恋者，表面上看上去自尊心很强，而实际上却无法相信自己。他们往往以自我为中心，不会为他人着想，在夸奖别人的同时，总是要表明自己更优秀，甚至贬低他人来标榜自己。

如何培养一个适度自恋的孩子

　　自恋的形成与早年的养育关系密切。在幼年持续得到足够母爱的孩子，长大后会对自己有信心，感到自己有能力，认为自己是可爱的，并敢于承认缺点和不足，有勇气面对现实。因此父母要给孩子足够和科学的爱。

（宋崇升）

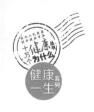

6. 为什么
人际关系要和谐

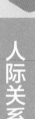

马克思主义有一个著名的命题：人的本质是一切社会关系的总和。我们的传统文化提倡：家和万事兴。而"家和"就是家庭关系的和谐，包括夫妻关系、亲子关系、同胞关系等，这些是最基本的人际关系。而延伸到家庭之外的人际关系，如同事同学、亲朋好友、街坊邻里等，也都不可忽视。和谐的人际关系会给人带来安全感、归属感和幸福感。

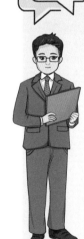

专家说

和谐的人际关系会给人带来良好的社会支持，会让人避免孤独、减少冲突、稳定心情、促进健康。

如何保持和谐的家庭关系

在家庭中，每个人都有自己特定的角色。只要各自扮演好自己的角色，家庭分工合理明确，关系自然就会和谐。比如，夫妻一方主要负责经济收入，另一方就负责家庭事务，两人之间就会达成平衡。又如，在子女教育上，父母双方应理念一致，结为同盟，扮演好教练、陪练的角色，而不要彼此对立，相互拆台。当然，每个家庭角色都不是与生俱来的，都需要不断地学习、丰富、调整、完善。就像母亲这个角色，女性从女孩到妻子，再到母亲，就是一个角色不断转换、成熟的过程。在这个过程中，一名女性需要不断的历练、蜕变和成长，才能扮演好母亲的角色。每个家庭角色的成功，都需要家庭成员之间的磨合、包容、支持和理解。做到这些，家庭关系就会保持和谐。

如何与家庭之外的他人和谐相处

家庭之外的人际关系，比如同学、同事或朋友，似乎相对简单，但也要遵循一些基本原则。首先就是求同存异。古语说：二人同心，其利断金；同心之言，其臭如兰。说的就是"求同"的重要。但彼此的差异也要尊重，这样关系才能和谐。其次，就是注意边界。关系再好也不要过于暴露个人隐私，更不宜打探别人的秘密。"亲密有间"，不做越界之事，就是对关系的保护。最后就是互利双赢，只有不失衡的关系才能和谐长久。

（宋崇升）

7. 为什么要有
良好的社会功能

在心理健康领域，社会功能就是指工作学习、生活、社交的能力，是一个人心理是否健康的外在表现。有的人在校成绩很好，但就是不会和人打交道；还有的人离开父母的照顾，生活就不能自理。这

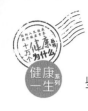

些高分低"能"的表现，其实就是"社会功能"不足。

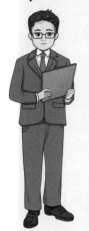

人的成长就是一个不断社会化的过程，在这个过程中，人会不断地接触社会规则，并逐渐熟悉、适应这些社会规则，人的社会角色也会不断得以丰富发展，在学校当一个好学生，在职场上做一个好员工，在生活中是一个独立自主的人，在交际中举止得体，言行得当。这些都是良好社会功能的体现。

如何评价一个人的社会功能

评价一个人的社会功能，首先看其是否适应社会规则。比如职场要求一个人遵守劳动纪律，那么他就将劳动纪律视为社会规则，而非枷锁桎梏，会尽力去遵守而不是破坏，让自己在规则内自由。人有多种社会角色，就对应多种社会规则。一个人适应的规则越多，社会功能就好。另外，社会功能强大的人，不仅善于适应社会规则，还会利用规则，在规则允许的范围内让自己最大限度地获益。所以，一个能够适应规则，甚至善于利用规则的人，社会功能通常都很好。

如何提高社会功能

需要不断实践，不断尝试。比如要成为一个出色的销售，就需要多接触各种客户。尝试多了，人的认知边界就会不断扩大，自然就会提高相关的能力。

除了尝试，模仿也很重要。尝试是亲力亲为，模仿则是"抄现成作业"，"他山之石，可以攻玉"。善于模仿，就是在走捷径。

找一个优秀的榜样来模仿，可以让自己的能力快速提升。很多职场"小白"就是以领导为偶像，在模仿中让自己迅速成长。

　　不论是尝试还是模仿，都不会让一个人的社会功能短时间内剧变，都需要一个重要的机制，就是重复。一个行为被重复多了之后，就会习惯成自然，就会成为本能反应，社会功能也会在不知不觉中得以提高。

（宋崇升）

三

心理健康
在素养

8. 为什么**心理健康和身体健康一样重要**

现代人对身体健康很重视，但由于心理健康是隐蔽的，人们的心理健康知识也相对不足，所以心理健康常被忽视，或者有人知道心理健康和身体健康一样重要，但不知其所以然。实际上，心理健康的重要性不亚于身体健康，和身体健康的关系又非常密切。

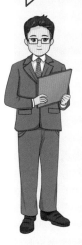

我们的传统文化，对于健康提倡心身合一的整体观，就是将心理健康和身体健康视为一个密切联系、不可分割的整体。身体健康和心理健康是一种相辅相成、相互促进，你中有我、我中有你的关系。

如何通过提高身体健康水平来促进心理健康

身体健康是心理健康的生理基础。研究表明，如果一个人患有高血压、糖尿病、脑血管病等慢性疾病，其心理健康也会受到影响，这些疾病被称为身心疾病，即以身体疾病为主要表现形式，但心理因素也参与其中。所以，主动保持身体健康、定期体检，及早发现身体疾病、及早干预就很重要。另外，保持健身的习惯，经常运动，或适度劳动，作息规律，也会改善情绪，降低焦虑水平，释放心理压力，辅助改善抑郁情绪。

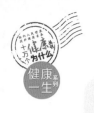

如何通过提高心理健康水平来促进身体健康

如果一个人认知合理，善于调节情绪，敢于积极行动，那么这个人就会避免很多心理冲突，降低心身疾病的风险。如果一个人能够优化性格，完善个性，也会促进身体健康。比如，一个 A 型性格的人如果能够改变急躁易怒，就会降低冠心病的风险；如果一个 C 型性格的人能够尝试着不再过度压抑，就会降低癌症的风险。所以，古人"三省吾身"，现代人则要"三省吾心"，多反思总结自身的性格优缺点，让性格健康带动身体健康。

另外，即使一个人身体不健全，如果心理足够健康，也会起到代偿作用。生活中很多人身残志坚，他们不回避、不退缩，不怨天尤人，用残缺的身体为自己撑起一片天空。研究发现，同样是患重病，积极乐观者的免疫功能就相对更好。所以，越是身体患有疾病，越要重视心理健康。

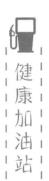

健康加油站

C 型性格的特征

（1）过分压抑负面情绪：即不善于表达或发泄诸如焦虑、抑郁、绝望等情绪，尤其是经常竭力压制原本应该发泄的愤怒情绪。

（2）行为退缩：由于负面情绪不能及时宣泄，而导致一系列退缩表现，如屈从于权势，过分自我克制、回避矛盾、迁就、忍让、宽容、依赖、顺从，为取悦他人或怕得罪人而放弃自己的爱好、需要。

（3）感觉无助、无望：经常无力应对生活的压力，进而感到绝望和孤立无援，往往表现出过分的克制、谨小慎微、没有信心等。

　　具有上述性格特征的人癌症发病率是普通人的 3 倍以上。

（梁伟业　杨甫德）

9. 为什么
心理问题重在预防

　　在心理咨询领域，心理问题包括一般心理问题和严重心理问题。一般心理问题通常是指由现实因素激发、持续时间较短、情绪反应能在理智控制之下，不严重破坏社会功能、情绪反应尚未泛化的心理不健康状况。而严重心理问题，则是由相对强烈的现实因素激发，初始情绪反应强烈、持续时间较长、内容充分泛化的心理不健康状态。

专家说

　　心理问题如果不能得到及时的处理，可能会成为心理障碍的诱发因素，如果是严重心理问题，诱发心理障碍风险会更高。就像消防警示"隐患险于明火，防范胜于救灾"所言，心理问题也是重在预防，如同中医提倡的"治未病"。

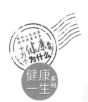

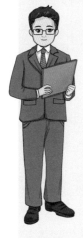

哪些方法可以预防心理问题

心理问题的出现大多由现实因素激发，因此减少诱发因素是第一要务。古人云：君子不立危墙之下。也就是说面临一些危险因素的时候，首先就是远离。如果有些压力情境避免不了，那么也要学会设定"减压阀"，比如适时放缓工作进度，让节奏张弛有度；保证睡眠，作息规律，让生物钟稳定；适度运动，学会放松，让生活有动有静。还有就是不让自己一直孤独，要与外界保持联系，亲人朋友的支持就是预防心理问题的"防火墙"。

如何提高预防心理问题的能力

下面的方法，可以有针对性地预防心理问题的形成或恶化。

首先，是正向思考，积极期待。遇到负性刺激因素，尽力做到直面问题，发挥智慧，抱有必胜的信念，权衡利弊，理性解决。有的时候，问题的形成并非由于问题本身，而是看待问题的态度和视角决定了问题的走向。顺利解决现实问题，也就不会遗留心理问题。

其次，就是善于利用资源。有的时候，看似棘手的问题，如果善于借助外部力量，可能就易如反掌；或者求助专业人员或过来人，可能就不成问题。

最后，就是尝试走出舒适区域，扩展心理边界。养成不给心理设限的习惯，接受新生事物，时时更新观念。内心越丰富强大，问题就越相对简单。

（宋崇升　梁　红）

10. 为什么
出现**心理问题**后
要**积极求助**

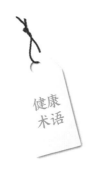

出现心理问题，却不愿寻求专业帮助，这是常见的但有害健康的表现。很多人习惯独自承受，宁愿硬扛也不愿求助他人，更不愿求助专业的心理咨询师或精神科医生，或者说还没有这样的意识。出现心理问题后积极求助，是一件既理性又高效的应对办法。

健康术语

习得性无助

习得性无助是指个体经历某种学习后，在面临不可控情境时形成无论怎样努力也无法改变事情结果的不可控认知，继而导致放弃努力的一种心理状态。

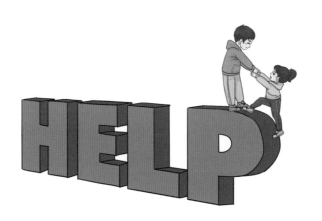

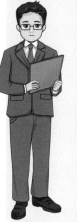

出现心理问题后选择独自面对，是一件有风险的事情。心理问题可能会被消化，也可能会残留，甚至会形成习得性无助。在独自处理的过程中，通常会引起精神内耗，最后得到的还是一个不确定的结局。

出现心理问题，为何有人不愿求助

有人认为去看心理医生就意味着自己有心理疾病；或者认为只有问题严重才有必要找心理医生；或者认为寻求专业帮助，就意味着自己没有能力解决问题；还有的人会担心周围人对自己有异样的眼光等。其实求助于专业人员，既不等于有病，也不等于情况严重。相反，往往是心理比较健康的人更能够积极求助，他们更勇于面对问题、主动作出改变，对未来有更乐观的态度。积极求助是负责任、关爱自己、有智慧的表现，可以让自己少走弯路，尽快摆脱精神内耗。

出现心理问题，可以向谁求助

出现心理问题，提倡积极求助，可以根据身边的资源来选择。如果你是一个在校的学生，可以求助学校的心理老师，现在很多学校都配备心理老师或咨询师。很多心理问题在学校这里就可以得到解决，如果问题严重，还可以转介。如果你的主要生活范围就在社区，那么可以看看社区是否设有社工机构，经过专业培训的社工，也可以解决一部分心理问题。当然，最为专业的还是医院的有关科室。现在很多综合医院都设有心理门诊，可以处理很多心理问题。还有精神卫生专科医院的心理咨询门诊、心理减压门诊等，都是提供专业帮助的场所。除此之外，社会上获得专业资质的心理咨询机构也是一个可以尝试的选择。

为何不愿寻求心理援助

出现心理问题求助于谁

（梁伟业　杨甫德）

11. 为什么要重视**儿童青少年**的**心理发展规律**

网络上对小孩子的智力开发或大脑潜能开发的宣传很多，有些家长很困惑，不知道是随波逐流好，还是顺其自然更好。其实，儿童青少年的心理发展有自己的规律，不必操之过急，不要揠苗助长，当然也不要放任自流。

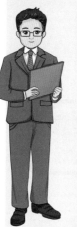

儿童心理发展包括感知觉、认知、语言、情绪、个性和社会性等多个方面，各有其内在发展规律。我们需要做的就是充分认识规律，尊重规律，并尽可能地利用规律。

儿童的心理发展差别很大吗

儿童的心理发展存在普遍规律，也即共性。同时，不同的儿童在发展的速度、水平、优势领域等方面也存在差异。就像儿童的身高体重会有很大的变化幅度一样，心理发展也是如此。年龄越小差异越小，随着年龄的增长，差异也会逐渐变大，就像跑步，起跑后大家的速度接近，但时间越长，队首和队尾的差距就越大。但这种差异会有一个大致正常的范围，如果偏离平均状态较多，则需要专业人员来判断是否异常，比如精神发育迟滞。大部分孩子的心理发展都是在健康范围之内的，养育者需了解儿童心理发展特点，理性看待差异，尊重孩子自身的发展节奏和特点。

对于儿童的心理发展"问题"，是不是越主动干预越好

对于儿童的心理发展，有必要保持适度的关注。儿童心理发展是先天因素与环境因素共同作用的结果。其中，家庭是最重要的环境因素，父母是孩子的第一任老师，良好的家庭氛围有益于儿童的身心健康。有效的管教方式，是理解并尊重孩子的情绪和需求。在儿童发展中，有些"问题"其实是常见的现象，比如胆怯、害羞，大多会随着成长逐渐消失。养育者要把握好尺度，既要理解包容，又要合理引导。过于主动的干预，反而可能会把问题放大。通常可以开放地听取他人的建议，必要时可向专业人员求助。

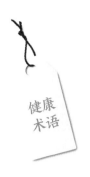

精神发育迟滞

精神发育迟滞是一组以智能低下和社会适应困难为显著临床特征的精神障碍。多在中枢神经系统发育成熟（18岁）以前起病。

（宋崇升　梁　红）

12. 为什么**老年人**有**特定的心理健康标准**

有人注意到，像血压、心率、血糖等身体健康的指标，只分成年人和儿童的，也即老年人和中青年是没有区分的。但心理健康方面，老年人却有特定的心理健康标准。因为老年阶段，人的心理健康水平会有较大的变化，需要给予相应的关注。

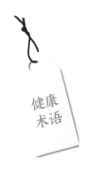

轻度认知障碍

轻度认知障碍是介于正常衰老和痴呆之间的一种中间状态，是一种认知障碍。与年龄和教育程度匹配的正常老人相比，存在轻度认知功能减退，但日常能力没有受到明显影响。

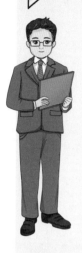

老年人心理健康的标准主要包括认知、情感、行为、人际关系等方面。此外，老年人还需要正视生老病死的自然规律，并且增加兴趣爱好，从而拥有幸福、快乐的晚年生活。

老年人的心理健康标准主要包括哪些方面

（1）**认知方面：**智力水平正常，没有随着年龄的增加出现老年痴呆，或智力水平随着年龄的增加出现正常的老化，但并不损害日常生活能力，不会做事情丢三落四，不会出现大脑反应慢等问题，没有轻度认知障碍。

（2）**情感方面：**维持情绪稳定，不会异常兴奋，也不会过度压抑。此外，能够与他人保持良好的情感交流，比如会关心别人，也懂得尊重别人，而不是过度冷漠、自私，也不会陷入孤独、自我封闭当中。

（3）**行为方面：**能够保持日常生活，自己照顾自己，比如知道吃饭、喝水，没有出现走到外边就迷路、不知回家的情况，意志活动也没有出现减退。

（4）**人际关系方面：**老年人可积极与人沟通、交流，维持良好的人际关系，并且在人际关系的互动当中获得友谊等。

（5）**其他方面：**不会因为衰老、生病或过度恐惧死亡，而引起心情压抑、意志消沉、悲观、绝望，而是学会理性看待生老病死，学会接纳与正视这个问题，珍惜目前的平稳生活。

如何促进老年人的心理健康

　　鼓励老年人外出交友，不要自我封闭，多参加集体活动。鼓励老年人有自己的生活乐趣点，不要自我设限，尽量接受新事物，避免无目的生活。鼓励子女多看望老人。心理健康的老年人能充分了解自己的内心，了解自己的合理需求、人生愿望等，并且能够制订切合实际的目标，从而让自己的生活没有太多遗憾。

老年人记忆力下降是怎么回事

（宋崇升）

关键词

大学生　适应

13. 为什么**大学生**要做好**适应新生活**的准备

　　大学是人生的一个崭新的阶段。考上大学，意味着可以放下高中沉重的学习负担，开启充满光荣与梦想的新生活。但要度过好几年的

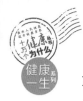

大学时光，确实需要做一些心理准备，以更好地适应大学生活，避免出现适应不良甚至适应障碍而影响学业。

真实的大学生活和高中生想象的会有很多不同，如果抱有不合理期待，不仅会让自己失望，也会给适应新生活带来困难，做好心理上的准备尤为重要。

大学生如何在心理上完成角色转换

大学生在步入学校之前的角色相对简单，是孩子，是中学生，几乎都是未成年的角色。而进入大学前后，部分学生在心理上还是不自觉地以孩子自居，有的在生活上还特别依赖父母。因此，在开学前后应尽快锻炼一下自理自立能力。从整理生活用品开始，到规划自己的日常生活，都要亲力亲为，在身体力行中完成角色的转变。另外，还要学会如何与他人相处。上大学之后，身边的同学来自五湖四海，脾气秉性各不相同，因此要试着以包容的心态求同存异，以欣赏的眼光看待差异。尽量做到和而不同，又可以基本保留个性，让自己的角色渐趋成熟。

初入大学，如何平衡学业与休闲娱乐的关系

经过高中三年苦读，有些大学生会出现报复性娱乐。其实，这种心态在入学之初就要调整。尽管之前承受了很大的学习压力，但艰难困苦，玉汝于成，要以积极的视角来看待学习，感恩学习带给自己的成长和收获。其实，学习是终生的事情，到了大学，依然需要继续学习，但可以更加智慧地学习。可以试着找到学业的乐趣，把学习和充实、满足、幸福等积极情绪建立联系，让学习不再是一件痛苦而需要回避的事情。另外，注意平衡学业和娱乐的关系。可以给玩乐留下时间，做好计划，让学习和娱乐能够进行恰当的切换。一定不要沉迷于娱乐，特别是网络游戏。有的大学生因此而退学的前车之鉴，一定要引以为戒。

关键词

孕产妇　情绪

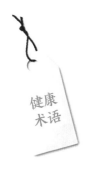

健康术语

适应障碍

适应障碍是指在明显的生活改变或环境变化时所产生的短期和轻度的烦恼状态和情绪失调，常有一定程度的行为变化等，但并不出现精神病性症状。

（梁伟业　杨甫德）

14. 为什么
孕产妇要注意调节情绪

现在，女性怀孕后大多会在医院建档，都很关心宝宝和自身的健康。其实，怀孕和产后阶段，有些女性的情绪会出现很大的波动。有

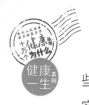

些年轻男性可能不解，会觉得她们是"玻璃心"，挟"孕"自重，其实不然。

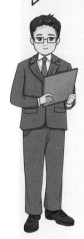

孕妇的情绪变化会对胎儿产生较大的影响，如经常经历忧郁、伤心的情绪，可能使胎儿发育畸形的概率增高；怀孕期间情绪不稳定，胎儿出生后易发生哭闹、不安等情况。产后抑郁也较为常见，国际上公认的患病率为 10%~15%，特别是分娩后第一周，约50%~75% 的产妇会出现轻度抑郁症状。因此，孕产妇对情绪调节应予以充分的重视。

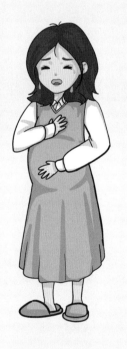

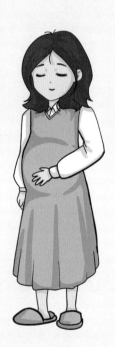

孕产妇如何调节情绪

（1）**培养兴趣爱好**：如果感觉到心情烦躁，可以回避令人不快的环境或人，并试着培养新的兴趣爱好，如听音乐、看喜剧等，这些活动有助于情绪转换。

（2）**多与他人沟通交流**：遇到烦恼或心情不好，可以向他人倾诉，特别是和有类似处境或经历的同龄人，既可以表达情绪，又可以借鉴经验；如果心情特别糟糕，还可以在安全的地方哭泣流泪，将不良的情绪予以宣泄。

（3）**恰当运动**：如果心情不好，可以约朋友一起散步、练瑜伽等，运动的过程也有助于调节情绪。

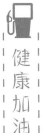
健康加油站

常用于产后抑郁测评的筛查量表

爱丁堡产后抑郁量表（EPDS）：是应用最广泛的自评量表，用于初级保健筛查。此表包括 10 项内容，于产后 6 周进行调查，可提示有无抑郁障碍，但不能评估病情的严重程度。

抑郁自评量表（SDS）：此表包括 20 道题，将抑郁程度分为 4 个等级，具有不受年龄、经济状况等因素影响的优点，主要用于衡量抑郁状态的轻重程度及治疗中的变化。

贝克抑郁问卷（BDI）：是一个有 21 道题的问卷，对诊断产后抑郁症有较好的一致性和重复性，但问卷

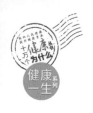

结果会比其他方法偏高。

症状自评量表（SCL90）：能区分出是否有心理症状，适用于检测是否有心理障碍、有何种障碍及其严重程度，被广泛用于精神障碍和心理疾病门诊检查。

（宋崇升　戴　静）

中年人　角色　平衡

15. 为什么**中年人**要注意**平衡各种角色**

有人说，职场上的年轻人不能骂，中年人随便吼。人到中年，实属不易，上有父母要孝顺，下有小孩要读书，中间还要养家糊口，各种角色集于一身，每种角色都不可忽视。本想忠孝两全，有时却顾此失彼。如何平衡各种角色，一直是很多中年人的困惑。

人到中年，原本是到了人生的鼎盛时期，但也潜伏着很多危机。平衡各种角色，其实就是在平衡各种关系。如果压力较大，就要积极调整，未雨绸缪，避免中年危机。

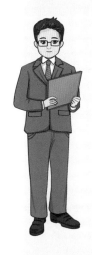

有哪些重要的关系需要平衡

首先，是事业和家庭的关系。人到中年，不能像年轻人那样加班晚归或夜不归宿。要提醒自己，家人需要陪伴，婚姻需要经营，情感需要互动，孩子需要教育。否则，家里一地鸡毛，工作也不会一帆风顺。

其次，是劳作和休息的关系。不论脑力还是体力劳动，辛劳有时是难免的，为了身体健康，也为了能够长久地工作，也要注意保持平衡，要劳逸结合，张弛有度，给压力设置安全阀，不让自己处于过劳之中。

然后，就是"小家"和"老家"的关系。很多人远离故土，在外地打拼，可能会开创一番新天地，但和父母团聚的机会可能少之又少。在父母需要自己的时候，一定不要给自己留下遗憾。只要有心，几分钟的电话就可以慰藉父母的思念。

如何面对"中年危机"

中年人可能会经历事业、健康、家庭婚姻等各种变故和危机。因此，要学会量力而行，努力但不强求，恰如其分地评估自己的生理和心理承受能力，对岁月的变迁所带给自己身心的变化要尽量坦然接受。可以把重心向家庭倾斜，多体验家庭生活的乐趣。另外，工作中的烦恼也应及时和家人交流，争取家人的理解和支持。实际上，家人之间的相互关心和呵护，对中年人的心理健康十分重要。此外，遇到冲突、挫折和过度的精神压力时，要主动自我调节，必要时看心理门诊。

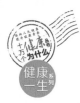

健康加油站

关键词

更年期 心理健康

中年危机的原因

身体老化的威胁，在家庭与社会中的地位受到挑战，会影响人们长期养成的价值定位，产生焦虑、紧张、自卑等情绪。当离开工作岗位，退休在家，由紧张忙碌突然变得无事可做，活动范围减小，社会地位下降，易出现失落空虚感。

（梁伟业）

16. 为什么
要重视更年期心理健康

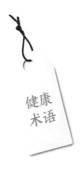

健康术语

更年期综合征

更年期女性多发生在 50 岁左右，男性在 60 岁左右。在这一时期，出现性激素波动或减少所致的一系列以自主神经系统功能紊乱为主，伴有神经心理症状的一组综合征。

有人说，更年期是女性生命中的多事之秋，确实如此。更年期通常发生在 45~55 岁之间。这个时期女性的卵巢会停止排卵并减少激素分泌，最后绝经。更年期的症状可以影响女性的身体和心理健康，尤应重视。

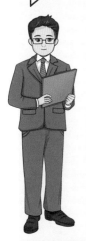

专家说

绝经属于正常生理过程，需鼓励人们正确认识绝经，克服焦虑、恐惧、抑郁等情绪。也应了解围绝经期的常识，接纳生理心理变化，主动调整，避免发生心理障碍，顺利度过特殊时期。

更年期女性如何自我调整以维护心理健康

可以每日规律进行有氧运动，如慢跑、骑自行车等，每周累计 150 分钟，另加 2~3 次抗阻运动，比如举哑铃，以增加肌肉量和肌力。可以尝试舞蹈、体操等体育锻炼，以促进身心健康。

还可以进行绘画、书法、下棋等活动，使人生活更加充实愉快。

生活方式方面，科学作息，合理安排工作和休息，保证充足的睡眠，提倡早睡早起、定时起居，每晚保证 7~8 小时睡眠，有条件者可以适当午休。为保证睡眠质量，晚间睡前不宜看惊险、悲惨的影视剧。

更年期女性如何保持良好的心理状态

建立理性的更年期概念，树立自信、自立的理念，尽力保持年轻的心态，不给自己"贴标签"，不做消极的自我心理暗示。

维护好和谐的家庭关系，适度控制情绪，家人的理解和陪伴可以帮助女性更好地度过非常时期。

注意维持社交联系，帮助缓解孤独和焦虑等体验。可以和同

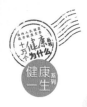

龄人或年长者交流体会、经验及需要关注的事项，提高对身心改变的适应能力，保持乐观的情绪。

围绝经期妇女可以保持适度的性生活，对精神状态会有积极影响。

如果出现躯体不适，可以记录自己的症状和出现的频率，以便更好地了解自己的身体状况，并在需要时与医生进行沟通。如果出现明显的烦躁、不安等情绪问题，接受心理治疗可能会有所帮助。必要时接受药物治疗，以便缓解更年期症状。

（宋崇升　梁　红）

17. 为什么**职业人群**要注意**缓解职场压力**

对于职场压力，常常会提到——"内卷"。夸张地形容了人在职场的莫大心理压力。确实，有些行业或岗位工作时间长，缺少休息，竞争激烈，都会给职业人群带来压力。如果不能及时疏解，会给一个人的职业前途埋下很多隐患。

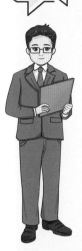

　　职场压力过大的后果之一就是职业倦怠，是指在工作重压下产生的身心疲劳与耗竭的状态，最容易在教师、医护等助人行业中出现。因此，若要避免职业倦怠，尤其要注意缓解职场压力。

职场压力一般来自哪些方面

　　（1）**工作负荷：**工作时间长，超负荷的运转，以及知识的更新，规则的变化，都让职场人疲于应付。

　　（2）**人际关系：**每个单位都存在复杂的人际关系。上下级之间的信息不畅，同事之间的利益冲突等，都会让身在其中的职场人头痛。

　　（3）**职称晋升：**职称对于很多人来说，就是认可、荣誉、回报。可晋升又存在重重困难。如何突破困境，颇令人烦恼。

　　（4）**环境压力：**封闭的写字楼，拥挤密集的工作间，一排排忙碌的身影，都会给人一种无形的环境压力，使人不敢怠慢。

如何缓解职场压力

　　（1）**学会自我调适，及时放松心情：**在办公室里可以定时起身走动，远眺放松。养成处事稳健，为人宽容，接纳超脱的心态。

　　（2）**合理安排工作和生活：**注意工作方法，分轻重缓急，善于统筹规划，提高工作效率。工作和生活应有明确界限，做到劳逸结合，张弛有度。

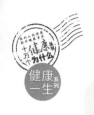

（3）**增强心理品质，提高抗干扰能力：**培养多种兴趣爱好，增强心理切换能力；不断完善自己的性格，控制自己的情绪波动，以积极的心态迎接挑战，以淡然的态度对待沉浮。

（4）**寻求外部的理解和帮助：**如产生心理问题，可向家人朋友倾诉，或向过来人请教求助，必要时寻求专业的咨询辅导。

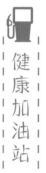

职业倦怠

（1）**情感衰竭：**没有活力，没有工作热情，感到自己的感情处于极度疲劳的状态。它被发现是职业倦怠的核心纬度，并具有最明显的症状表现。

（2）**去人格化：**刻意在自身和工作对象间保持距离，对工作对象和环境采取冷漠、忽视的态度，对工作敷衍了事，个人发展停滞，行为奇怪，提出调度申请等。

（3）**无力感或低个人成就感：**倾向于消极地评价自己，并伴有工作能力体验和成就体验的下降，认为工作不但不能发挥自身才能，而且是枯燥无味的烦琐事务。

（梁伟业）

第三章

心理问题，重在预防

一

升级防火墙
——重视心理健康的促进因素

1. 为什么**心理健康**受心理因素影响

　　心理健康是指人在成长和发展过程中，认知合理、情绪稳定、行为适当、人际和谐、适应变化的一种完好状态。心理健康是健康的重要组成部分，关系人们的幸福安康、影响社会的和谐发展。

　　心理健康受到生物学因素、社会环境因素和心理因素等多种因素的影响。其中心理因素又包括认知、情感和行为几个方面。

认知如何影响心理健康

　　所谓"认知"就是人们看待事物的想法和信念。长期的负性认知会导致不良情绪，从而对心理健康造成危害。例如：李四有一次没按时完成任务，就觉得"我没能力胜任工作""我真没用"，长此以往可能导致心情差、自卑畏缩、丧失兴趣和动力。

情绪如何影响心理健康

　　情绪是大脑与身体相互协调所产生的现象，正常人都会有各种各样的情绪。情绪真实地反映了个体的心理活动，与心理健康密切相关。情绪中蕴含着巨大的能量，人们会在振奋的情绪驱使下高效工作，在暴怒的情绪下伤人毁物，在悲观绝望的情绪中结束生命。

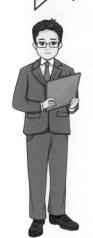

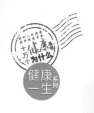

俗话说："笑一笑，十年少""愁一愁，白了头"，便说明心胸开阔、豁达、乐观等积极情绪更容易让人心身愉悦；而忧愁、烦闷等不良情绪则容易导致心身疾病。

行为如何影响心理健康

　　正如前文所述，人们在遇到事情时，会首先产生想法（认知）和情绪，从而表现出相应的行为，行为看似是心理反应的最终结果，同时行为也会对心理健康造成影响。例如：小 C 常常因为担心接触到脏东西（认知），摸了东西之后就很紧张（情绪），出现反复洗手、喷洒酒精的强迫行为。小 D 因害怕（情绪）与人交谈时出丑（认知），出现拒绝社交的回避行为。小 C 的强迫行为和小 D 的回避行为一方面直接对他们的正常学习、生活和工作造成了麻烦，另一方面这种与生活环境不适应的行为还会强化不良情绪和认知，导致心理问题的恶性循环。打破恶性循环，采用恰当的不回避行为，才是真正且持久改善情绪的良策。

（程　嘉）

2. 为什么有 "性格决定命运" 之说

《大辞海·心理学卷（2009 版）》中，将性格解释为"人的态度和行为方面的较稳定的心理特征，如寡断、刚强、懦弱等"。而命运则指的是"生死、祸福、贫富等遭遇，同时也比喻发展变化的趋向"。那么"性格决定命运"，就是指一个人对人对事的态度、行为模式能够决定一个人的生死、祸福、贫富等遭遇，决定一个人发展的趋势。

专家说

性格如何决定命运

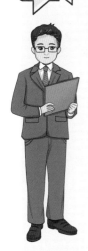

首先，性格决定行为。举个例子，几个小朋友比赛乒乓球，有的孩子输了难过一会儿，就开始总结教训，再兴致勃勃地练习，立志下一次要赢；有的输了也不恼，该怎么打还怎么打；还有的孩子则会哭闹不已、发脾气，感觉输了比赛说明自己太糟糕了、完蛋了，甚至自此再也不肯打乒乓球。可见，面对同样的事情，不同性格的人会有不同的行为，而这些不同的行为又会产生不同的结果，从而会影响一个人长远的命运走向。

同时，性格影响人际关系。性格是一种与社会相关最密切的人格特征。不同的性格，亲社会程度不同，人际交往技巧不同，最终会影响一个人的人际关系水平。

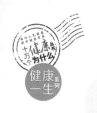

需要注意的是，性格是"在生理素质的基础上，在社会实践活动中逐渐形成和发展"的，先天因素、生理因素都对性格发展有重要影响，因此不完全受个人意愿、家长培养的左右。从这个角度讲，性格既决定命运，又被命运决定。

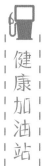

人格形成发展基本阶段

美国心理学家埃里克森通过大量临床观察提出了心理发展八阶段理论。他认为，一个人从出生到死亡，心理发展会经历连续的八个阶段，每一阶段都有一种确定的危机，都以一个特定的任务为其特征。如果要使随后的发展正常进行，这一发展任务就必须很好地完成。

阶段	主要任务
乳儿期(0~1.5岁)	获得信任感，克服怀疑感
婴儿期(1.6~3岁)	获得自主感，克服羞耻感
学前期(4~7岁)	获得主动感，克服内疚感
学龄期(8~12岁)	获得勤奋感，克服自卑感
青少年期(13~18岁)	形成角色同一性，防止角色混乱
成年早期(19~25岁)	获得亲密感，避免孤独感
成年中期(26~60岁)	获得繁衍感，避免停滞感
成年晚期(60岁以上)	获得完善感，避免失望或厌恶感

（程　嘉）

3. 为什么**性格的培养**要**从孩子抓起**

都说"性格的培养要从孩子抓起"，人们常说的性格，从心理学专业角度说叫人格。人格是心理学中一个重要的概念，但是迄今为止没有一个公认的定义，因为不同理论学派对人格的描述都不同。虽然各个学派的定义不同，但是对人格的描述都包含了两层含义。第一，人格是个体外在行为稳定性的行为倾向，是应对外界环境过程中表现出来的行为模式或个人特点。第二，人格是个体在与环境交互作用过程中形成的内心世界的组织与结构。一个人的人格是稳定的，不会轻易改变的，是一个人内在的品质，也是外在的表现。人格的形成主要受到先天遗传和后天环境的影响。

专家说

遗传和环境哪一个对人格的影响更大

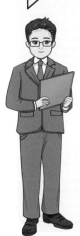

其实，这个话题一直在争论之中，没有肯定的答案。最著名的人格发展阶段理论是弗洛伊德的"心理性欲发展阶段论"，他认为人生的头5年对个人的人格形成有决定性的作用。埃里克森的"心理发展阶段论"则强调各个年龄阶段对人格的形成都会构成影响，包括成年以后，直到老年阶段，人格都在随着环境的变换而变化。遗传和环境因素在人格的形成过程中互相影响，对人格的形成起到重要的作用。

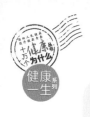

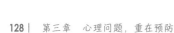

关键词 性格 心理健康

怎样才能给孩子提供良好的成长环境

（1）足够的陪伴：在孩子出生后的成长发育过程中，父母应该给予孩子充足的陪伴，让孩子和父母建立良好的依赖关系，让孩子对人产生信任，进而获得充足的安全感。

（2）养育的过程中应该给予孩子更多的鼓励和表扬，给予充分的肯定和认可，让孩子有信心、有兴趣不断地探索，不断进步。当然，给予的表扬是言之有物的，不是泛泛地夸赞孩子好。

（3）父母是孩子的第一任老师，父母应该营造和谐温馨的家庭环境，让孩子能够感受到家庭的温暖。父母应该言传身教，身体力行，为孩子作出榜样来。

（程　嘉）

4. 为什么

性格对心理问题的产生影响很大

"我常常感到压力很大""我总是觉得会有灾难发生""事情一定会变得很糟糕"……你也会有类似的想法吗？时不时会感到未来无

望，经常忧心忡忡，总是觉得不好的事情会发生，而自己无能为力，习惯做最坏的打算，尽管坏事很少发生。这种性格会让焦虑始终纠缠着他们。

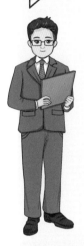

有研究者整合了以往众多心理学家的理论，提出"人格耐受性"的概念，用于解释为什么有些人可以顺利地度过应激事件，而另一些人则不行。研究者提出耐受性由3个相互关联的成分构成，包括承诺、控制和挑战。耐受性强的个体好奇心强，总能在自己的经历中发现乐趣和意义（承诺）。而且，相信自己的所想、所言、所为有一定的影响力（控制）。同时，期盼日常生活有所变化，认为变化是发展的重要动力（挑战）。耐受性是人格中用以抵制应激的一个结构，拥有这一簇人格特质的个体可以在高度的生活应激情境下免于应激的伤害。

如何了解性格

可以通过日常的观察，生活中的方方面面，如五官、穿着、姿态、声音……进行简单的探寻，如印象、崇拜的人物、喜欢的小说、爱看的电影等都是性格的外在表现。科学测量是客观而便捷的方法，如明尼苏达多项人格测验量表、卡特尔16项人格因素量表等。

如何塑造性格

每个性格都有局限和提升方向，诚实地面对自己，接纳自己的性格。性格没有好坏，性格没有完美；性格不是逆转，是修

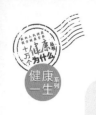

饰；性格不是更改，是调整。正如这句谚语所言——"播种行为，收获习惯；播种习惯，收获性格；播种性格，收获命运。"一个人的性格不是一朝一夕形成的，需持续性的坚持、强烈的渴望、环境的塑造、时间的锻炼、成功感的获得、意志和知识的辅助。

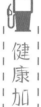

健康加油站

人格测试量表

明尼苏达多项人格测验量表，简称 MMPI，现今国外最流行、最标准的明尼苏达多项人格测验量表由美国明尼苏达大学教授编制。内容包括健康状态、情绪反应、社会态度、心身性症状、家庭婚姻问题等题目。

卡特尔 16 项人格因素量表，简称 16PF，美国伊利诺伊州立大学人格及能力测验研究所编制，广泛应用于人格测评、人才选拔、心理咨询和职业咨询等工作领域。

（程　嘉）

5. 为什么会出现 **不良情绪**

情绪是大脑的一种功能，是大脑对于环境中各种信息的生理和心理多维度的反应，当与不同的人和物接触，情绪也会随之发生变化。每一个人每天都可能存在着不良情绪。比如焦虑、紧张、愤怒、悲伤、痛苦、忧郁等，它会影响我们的工作与生活，严重时还会影响心理健康。但任何情绪也有其存在的意义，比如焦虑，让我们在危险、挑战面前提前做好准备，作出更大的努力；愤怒能让我们觉察到被侵犯的权益，从而为了维护自己抗争；悲伤告诉我们原来的想法和行为已经不具有适用性。

专家说

如何管理不良情绪

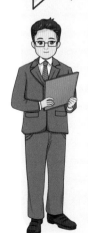

经常有人说情绪上来不受控制，甚至做出摔东西、打人等过激行为。我们在这里以愤怒情绪为例，为大家展示如何管理不良情绪。

（1）识别愤怒： 识别是管理的第一步，当情绪来临时只需静静去体会，记住它带给自己各方面的变化。如愤怒的时候心情如何，脑子里在想什么，身体发生怎样的变化等，做自我觉察。当其再次来临时，告诉自己我的愤怒情绪来了。

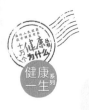

关键词

共鸣 情绪共鸣

（2）接纳愤怒：接纳目前的处境和情绪，以旁观者角度来对待，并试图和它共处一段时间。接纳愤怒能让我们一定程度上控制它，减轻来自情绪的压力。

（3）设定限制：要给自己设置限制，把想法和行为分开，无论再怎么愤怒，不能伤害自己和他人。我们不能控制他人的行为，但可以控制自己的选择。

（4）了解需求：愤怒背后的核心往往是需求没有被满足，如果能静下心来想一想，试图去体贴和关爱自己时，便不再生气。

（5）表达愤怒：在充分了解自己的需求后，有意识地表达出来，并进一步提出具体请求。如"我生气是因为我需要被尊重，我想多一些时间和你聊一聊"。

（程 嘉）

6. 为什么**情绪**能**和他人产生共鸣**

提到共鸣我们首先会想到物体因共振而发声的现象，例如两个频率相同的音叉靠近，其中一个振动发声时，另一个也会发声。另外一层意思是一个人的观点、理念或者思想感情，引起别人产生相同的想法和感受。在一种情绪的影响和感染下，人们会产生相同或相似的情感反应，这种现象叫作情绪共鸣，在我们的生活中很常见。

专家说

为什么人与人之间的情绪可以共鸣

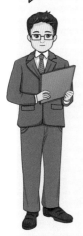

当别人开怀大笑的时候，我们在不明原因的情况下，也会不自觉地跟着笑，这就是你感知到了对方喜悦的情绪，也被这种情绪感染到了。当我们看到别人伤心哭泣的时候，内心也会同样感受到悲伤。可见，情绪具有高传染性，积极的情绪和消极的情绪都会使一些人产生共鸣，渗透在我们生活的方方面面里。但是，情绪并不能随时引起每个人的共鸣，这取决于每个人当时的心理状态、认知水平、感受能力等因素。

我们应该如何看待情绪共鸣的现象

首先，客观理性地看待情绪共鸣给我们的生活带来的影响，有积极意义也有消极影响。

其次，理解情绪的高传染性，我们作为个体对情绪都有不同的易感性，发挥情绪共鸣的积极意义，减少消极情绪带来的影响。如在积极的情绪中我们能够体会喜悦与感动、增加动力与热情和发挥拼搏上进的斗志。

在消极情绪中，我们要及时识别和觉察，理性思考自己负面情绪的来源，警惕掉入别人的负面情绪中。

（程　嘉）

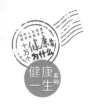

7. 为什么说
情绪需要控制

关键词

不良情绪 身心健康 情绪控制

情绪是指个体受到某种刺激所产生的一种身心激动状态。当前社会竞争日益激烈、压力日趋增大，我们往往会陷入很多负面情绪的旋涡中，比如愤怒、焦虑、自责、压抑等。持久的、剧烈的不良情绪可能会通过神经机制和化学机制引起各种身心问题，需要我们主动地加以控制。

不良情绪有哪些危害

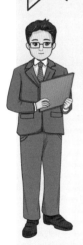

中医有"怒伤肝"的理论，现代医学也证实不良情绪会增加心血管疾病、消化系统疾病、肿瘤等的发病率。此外，不良情绪也会降低我们大脑的认知功能，增加心理疾病的发病率，比如焦虑时感觉"大脑无法有效思考"，愤怒时感觉"大脑一片空白"，长期处于压抑的情绪状态也更容易罹患抑郁障碍等心理疾病。

如何控制不良情绪

除了广泛使用的认知调节的方法，我们这里介绍一些行为疗法，来帮助大家走出不良情绪，做自己情绪的主人。

（1）学会用合适的方式宣泄情绪，不要长期压抑自己内心的苦闷情绪。

（2）尝试把注意力从痛苦的事情里移开。

（3）深呼吸是一种最简单、最有效的缓解焦虑的方法。

（4）渐进式肌肉放松法：最基本的动作是——紧张你的肌肉，注意这种紧张的感觉。保持这种紧张感 3~5 秒，然后放松 10~15 秒。最后体验放松时肌肉的感觉。重复 3~5 次。

（5）想象放松法：采取某种舒适的姿势，如仰卧，两手平放在身体的两侧，两脚分开，眼睛微微闭起，尽可能地放松身体，慢而深地呼吸，想象自己躺在温暖阳光照射下的沙滩，迎面吹来阵阵微风，海浪有节奏地拍打着岸边，尽可能使自己有身临其境之感。

（程　嘉）

8. 为什么
想法会影响情绪和行为

对待同样的一件事，不同的人会有不同的反应：有的人经历一些不幸事件后会从此一蹶不振，浑浑噩噩度日；有的人则越挫越勇，重新振作起来，回归正常的生活。这是因为不同的人对相同的事件看法和观点不同造成的，即"人非为事物所扰，乃为其观而自扰之"。

专家说

如何规避想法对情绪和行为的负面影响

遇到事情，在观念即想法层面做工作，能够改变事件最终对我们造成的情绪和行为的影响。

（1）觉察：很多人遇到事情内心不舒服，但是没有静下来，认真去觉察到底是一种什么样的情绪让自己不舒服，以及自己有怎样"不同寻常"的行为，这种不舒服的情绪是伤心、自责还是嫉妒？身体的哪个部位不舒服？是怎样的一种感觉？以及最近是不是不爱出门了，朋友的信息也不爱回复了？这些情绪和行为的信号都警示我们需要去处理情绪问题。

（2）接纳：对于负面的情绪，不要拒绝和排斥，它们是一种真实的反馈，没有对错、应该和不应该之分，就像弹簧，越排斥它们反而越强烈。接纳它们，拥抱它们，让它们有安身之所，它们才会慢慢转化和消失。

（3）自我调整：尝试做自己的心理咨询师，对影响情绪和行为的想法做工作，可以尝试问自己"事实真的如我所想吗？""有没有别的可能性？""可以用其他的方式或方法看待这件事吗？"……这样反复自我辩论和思考之后，会让我们的想法更加理性、客观和具有适应性。想法改变了，情绪和行为自然会随之变化。

总之，不管遇到什么事情，如果都能用积极、正面的想法和态度去面对，困难就很难打倒我们。

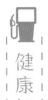

情绪 ABC 理论

由美国心理学家埃利斯创建。通常人们会认为人的情绪和行为 C（consequence）应是直接由诱发事件 A（activating event）引起的，即 A 引起了 C。ABC 理论则指出，诱发事件 A 只是引起情绪及行为反应的间接原因，人们对诱发事件所持的信念、看法、解释 B（belief）才是引起人的情绪及行为反应的更直接的原因。

（程　嘉）

9. 为什么说"想法"和"事实"不是一回事儿

先让我们花一些时间，想象如下场景。

当你进入办公室，原本在聊天的两个同事就终止了谈话；下班回家打开房门看见你的孩子正在目不转睛地拿着手机翻看……作为当事人的你会想到什么？"他们在谈关于我的事情，在说我的坏话""这孩子又在玩游戏！"然而事实的真相是什么呢？同事们在你进门那一刹那所谈论的话题也正好结束了，孩子拿着手机其实是在查阅学习资料。所以，想法和事实往往不是一回事儿。

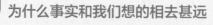

专家说

为什么事实和我们想的相去甚远

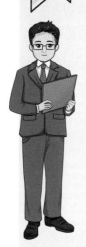

这里就不得不提到"想法"是如何产生的,"想法"在心理学范畴内又称为"认知",它受个人性格、经历、当时的情绪状态、思维习惯的影响,来对外界获得的信息进行加工后变成自己理解的那样,因此每个人都有了属于自己的剧本来"反映"现实。但是大家常常忽略了前边应该加上"我认为"这三个字。你的认为并不一定是事实。

如何去区分想法与事实

第一种办法:可以用实际行动检验一下自己的想法。例如上述的例子:"你们刚才在谈论什么有趣的事,愿意和我说说吗?",同事若回复:"我们刚刚正在八卦前几日娱乐界的'大瓜',你听说了吗?"这时,你还会因为刚才的想法而感到有任何的不舒服,甚至今后会有意回避和他人的交往吗?

第二种办法叫作不带评论、判断、直觉地去"看见",呈现真相。我相信,只要心态自然地和孩子描述出"我看到你在使用手机,已经 20 分钟了",孩子也会很平和地对你讲"我在完成课外拓展作业,需要查阅有关资料"。如此,就会避免一场误会,甚至家庭战争。

所以,区分想法和事实非常重要,虽然这做起来很难,但我们还是可以时时刻刻提醒自己"想法"只是我们的想法,并不一定是事实。

(程 嘉)

10. 为什么
总是**追求完美**

生活中不乏追求完美的人，他们对自己有极高的要求，眼里容不得一丝瑕疵。尽管他们在学习或者工作中能取得亮眼的成绩，但追求完美的性格往往导致自我否定或者人际紧张。完美主义既有积极的一面，也有消极的一面；有促进成就的一面，也有引发拖延的一面；有促人进取的一面，也有引起内心痛苦的一面。

什么是完美主义

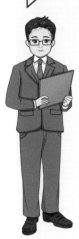

个体心理学创始人阿德勒认为，在人类众多动机中，追求完美是最纯净、本质的动机。但阿德勒几乎是唯一将"追求完美"看作人类天生动机的心理学家。多数心理学家都将"完美主义"（perfectionism）描述为一种负面的心理现象。精神分析派心理学家霍妮指出，完美主义者为自己创造了一个非现实的，固化了的自我形象；当生活中遇到不幸或发现自己并不是完美无缺时，完美主义者将面临心理上的巨大失衡，甚至导致心理崩溃。霍兰德指出还有另一种完美主义者，他们不以得到他人认可为衡量标准，更多的是追求自我高标准、自我满意，这种类型的完美主义者并没有显著的心理问题。

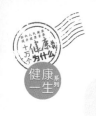

佛洛斯特等人将完美主义区分为适应性（积极）完美主义和非适应性（消极）完美主义。

如何评估自己的完美主义水平

如果大家对自己的完美主义水平感兴趣，且好奇在完美主义的各个维度中，自己属于哪种特点更突出的完美主义，为大家推荐一个可参考的工具——佛洛斯特多维完美主义心理量表。这是佛洛斯特等人从完美主义心理的产生原因方面归纳出的完美主义心理的六个特征，包括"担心错误""行动的迟疑度""个人标准""条理组织度""父母期望度""父母责难度"，并设计出了反映这六个特征的量表。这是一个不需要医生帮助，可自评的量表。修订以后的中文版佛洛斯特多维完美主义心理量表共由27个项目组成，采用5点评分，整体得分越高，表明完美主义越高。

（程　嘉）

11. 人为什么会**自卑**

自卑，又称为自卑感，是指个人体验到自己的缺点、无能或低劣而产生的消极心态。自卑的表现多种多样，有人因生理上的不足，比如身体有残疾、缺陷或者过矮、过胖、五官不端正而自卑；有的人因感觉自己某方面的能力不足而自卑，总认为"我不行""我不够好"；有人看到别人开豪车、穿名牌衣服、住大房子，因对自身经济条件不满意而自卑。

人为什么会有自卑感

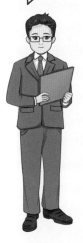

自卑感源于理想与现实间的差距。心理学家阿德勒认为，人是作为一种无力的存在活在这个世界上的，为了摆脱这种无力的状态，人们就产生了一种"追求优越感"的欲求，希望做人上人，这时会形成理想的自我。但理想的自我与现实的自我之间存在差距。当人们无法成为理想的自己时，自卑感就产生了。

自卑感并非只有坏处。自卑感的出现代表着对自己缺陷的察觉和对改善自我的渴望，它可以促使人去改变自身的处境，因此只要处理得当，可以成为努力和成长的催化剂。

如何摆脱自卑感

（1）**树立合理目标，向理想自我迈进**：例如，因身材过胖而产生自卑感的可以通过在运动和饮食方面努力达到理想体重。但理想体重是需要切合实际的，否则目标定得太高，在实践的过程中屡受挫折，反而增加自卑感。

（2）**弥长补短，通过补偿方法间接解决**：有的人虽然身材有缺陷，但在工作中奋发进取，通过在工作上的成就来提升自信心。有的人从小体弱多病，立志当医生，通过救死扶伤帮助更多

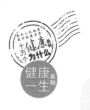

的人。当一个人为了他人的利益而前进时，也就不再关注自身的缺陷和不足，自卑感随之消失。

（3）**客观看待自我，增强自我接纳：**世界上没有完美的存在，每个人都是优势和劣势的集合体，个人要对自我及其一切特征采取一种欣然接受的态度。这包括两个层面的含义：一是能确认和悦纳自己身体、能力和性格等方面的正面价值，不因自身的优点、特长和成绩而骄傲；二是能欣然正视和接受自己现实的一切，不因存在的某种缺点、失误而自卑。

（程　嘉）

关键词

自卑　优越感　自我接纳

优化软硬件
——关注心理因素的生理基础

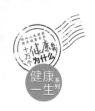

12. 为什么**心理健康**受**生物性因素**影响

随着社会的发展和心理健康教育的普及，大家逐渐意识到，心理健康是高质量生活的基础，一旦出现不同程度的心理问题，可能会对个人的发展和家庭的和谐造成诸多影响。一般来说，心理健康是生物性因素和社会性因素共同作用的结果，所谓的生物性因素，就是个体的躯体可能产生一些损伤或疾病，导致个体在生理上出现长期的痛苦和应激，最终造成心理问题的发生。

专家说

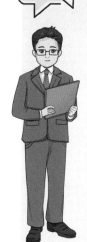

遗传因素

心理健康和遗传因素有着密切的关系，遗传的易感性在很多个体身上确实存在，但并不是百分之百存在。遗传因素作为影响心理健康的重要生物性因素，是否导致疾病的发生，还取决于社会环境等其他因素，如精神分裂症同卵双生子同病率不足 50%，我们需要辩证地去看待心理健康和遗传的关系。

躯体疾病

中枢神经系统功能障碍可能会增加个体出现心理异常的可能性，比如脑炎、脑萎缩等，这些脑功能相关的躯体疾病会导致脑结构受损，发生器质性病变，这也是导致心理异常的生物学基础，个体在发生脑外伤后，也可能出现神经功能连接的异常；另外，病毒感染可能损伤大脑神经元，影响个体心理健康水平，如弓形虫病、感染梅毒螺旋体等。

激素水平

激素是人体分泌的具有特殊效应的物质，对于维持机体的代谢功能和内环境稳态具有重要意义，激素水平紊乱也是导致心理异常的重要生物性因素。抑郁症患者存在去甲肾上腺素分泌降低的现象，抗抑郁药物通过提高体内去甲肾上腺素的浓度，发挥治疗抑郁症的作用；对于女性来说，由于机体代谢激素的水平不同，在月经期、产后或更年期，其血浆中雌激素和孕激素的水平发生波动，这种激素水平的周期性变化可能使女性出现心理健康的问题。

（孙　萌　苏允爱）

关键词

创伤　心理反应　修复

13. 为什么**心理反应**会有**不同过程**

一个人在经历了痛苦或可怕的事情之后，往往会产生很强烈的心理反应。大部分人能够从这种创伤性经历中恢复过来，但是也有少数

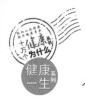

人在这个过程中出现精神障碍，需要寻求专业人士的帮助。

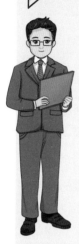

创伤后的心理反应分为哪几个阶段

创伤后的反应分为三个阶段：第 1 期为冲击期，当个体遭受应激后，处于一种"茫然"休克状态，表现为一定程度的定向力障碍和注意分散，一般持续数分钟到数小时；第 2 期以明显的混乱、模棱两可及变化不定为特点，并伴有情绪障碍，如焦虑、抑郁、易激惹等表现；第 3 期为长期的重建和再度平衡。这些反应在几周后开始消退，但会在一些人身上引起非常强烈的反应，并且可能变为慢性的反应。

怎么做能够帮助解决创伤后的心理反应

（1）**接纳自我**：承认自己已经历过痛苦或可怕的事件，同时接受自己会对此产生反应，但也要相信这种感觉最终也会消失。逐渐面对已经发生的事情，不要试图将它从记忆中抹去。

（2）**倾诉、寻求帮助**：不要压抑自己的情感，找一个能支持并理解自己的人倾诉。告诉家人和朋友你需要什么，例如想静一静或找人倾诉。

（3）**善待自己**：当感到精疲力竭时，一定要停下来休息。

（4）**避免采取不健康的应对方式**：不要过度使用酒精或安眠药物，不要特意回避某些地点和活动。不要让创伤禁锢自己的生活，让自己慢慢恢复。如果感到自己的反应一直没有消退，甚至有加重的趋势，请及时寻求精神科专业医生的帮助。

什么是正念

正念一词原本来源于佛学，而现在我们常提到的正念对应英文 mindfulness，指的是"一种带着意识的、不加评判地将注意力集中于此时此地的方法"，被广泛运用于各种精神、心理疾病的治疗和康复过程中。除了边缘型人格障碍外，正念对焦虑障碍、抑郁症、进食障碍、强迫症、创伤后应激障碍等心理疾病也具有较好的干预效果，并取得了许多循证医学证据。

（苏允爱）

14. 为什么**心理问题**有一定的**遗传效应**

在生活中，我们会发现一个人的家庭成员患有心理疾病，那么他出现心理问题的概率就会提高。例如，有抑郁症家族史的人患抑郁症的风险是一般人的 2~3 倍；70%~90% 的双相情感障碍患者都归因于遗传效应；孤独症的遗传概率在 90% 左右。

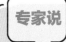

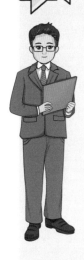

为什么心理问题具有遗传效应

心理疾病是由生物、心理和环境因素相互作用、共同引起的。有家族史的人更容易携带心理疾病的易感基因。然而，某一家庭成员患有心理疾病，并不一定意味着其家人也会得病。

如何降低心理问题的遗传效应

（1）**建立一个支持体系**：拥有一个强大的家庭和朋友的社会支持体系对保持良好的心理健康至关重要。

（2）**管理自己的压力**：一些压力管理技巧包括瑜伽、太极、慢跑、冥想、深呼吸、亲近大自然、陪伴家人和朋友。

（3）**保证充足的睡眠**：睡眠和心理健康有着复杂的关系。充足的睡眠有利于心理健康，并可能有助于减轻症状的严重程度。

（4）**坚持锻炼身体**：运动可以改善心理健康。经常锻炼的人比不经常锻炼的人感觉更精力充沛、更快乐、更不焦虑。运动在预防和治疗某些包括焦虑和抑郁在内的心理问题方面可以发挥重要作用。

（5）**保持健康的饮食**：饮食习惯会影响心理健康。健康的饮食包括大量的水果、蔬菜和谷物，并减少加工食品、饱和脂肪和精制糖的摄入。此外，还包括富含蛋白质的食物，如豆类、坚果、有机牛肉和乳制品，以及有机家禽和鸡蛋。一些营养物质，如欧米伽 -3 脂肪酸，可能对心理健康特别有益。

表观遗传学调节

表观遗传学影响一个人对环境因素的反应，并可能影响这个人是否因此而发展为心理疾病。表观遗传学并不是随着时间的推移而保持不变的，这意味着一个基因并不总是"开启"或"关闭"。必须有环境因素和表观遗传调节的特定结合，才会导致心理疾病的发生、发展。

（蓝志辉　苏允爱）

15. 为什么**心理疾病****不一定会遗传**给孩子

关键词

心理疾病　孩子　遗传风险

心理疾病在许多家庭中存在，很多人担心自己的孩子也会遗传到这一类疾病。诚然，直系亲属患心理疾病的话，孩子也患心理疾病的风险会相对高一些，但也不是百分之百。心理疾病的发病与遗传、环境、生物学和社会文化等多种因素相关。父母可以采取多种措施减少心理疾病遗传给孩子的风险。尽早采取预防和管理措施，有助于减少心理问题对孩子的影响。

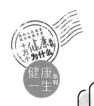

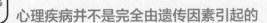

专家说

心理疾病并不是完全由遗传因素引起的

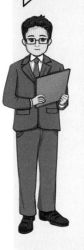

心理疾病是由多种因素引起的，包括遗传、环境、个体生物学、社会文化等。遗传因素并不是唯一的因素，其他因素同样也会对心理疾病产生影响。因此，即使一个人的家族中有心理疾病的遗传因素，其子女也不一定会发展出相同的心理疾病。

心理疾病的发生与个体的生活经历和生活环境密切相关。父母的心理疾病可能影响孩子的生活环境和教养方式，从而增加孩子患心理疾病的风险。但是如果父母的心理疾病得到充分的治疗和管理，他们可以提供更加积极、稳定和支持性的家庭环境，从而减少孩子患心理疾病的可能性。

如何降低心理疾病的遗传风险

（1）**获取遗传咨询：**如果您或您的家族中有心理疾病的遗传历史，可以考虑咨询遗传学家来评估风险及获取专业建议。

（2）**确保父母的心理健康：**父母的心理健康问题应及时就诊和治疗，以确保您可以为孩子提供健康、稳定和支持性的家庭环境。

（3）**保持健康的生活方式：**包括良好的饮食习惯、充足的睡眠和适度的运动等，可以有助于减少心理健康问题的发生。

（4）**提供支持性的家庭环境：**提供稳定、支持性的家庭环境可以帮助孩子发展出健康的心理状态。这包括提供爱、支持、关注和安全感，并与孩子建立良好的沟通和互动。

（5）**学习应对技能：**教孩子如何应对压力和挫折可以提高他们的心理弹性和适应能力。

（蓝志辉　苏允爱）

16. 为什么**调整心理状态**有可能**改变基因的表达**

基因是携带有遗传信息的 DNA 序列。我们普遍认为，DNA 序列的转录和翻译可能受到物理因素和化学因素的影响，比如射线、辐射、抗生素和重金属等，但往往忽略了心理应激因素的不良影响。

专家说

心理状态对基因表达的正面影响

积极的心理状态有利于保护个体的基因表达，减少有害的基因变异。研究发现，经常进行正念训练和冥想的个体，在心理测试中表现出对人生目标更加清晰的认知，对人生的控制感显著增加、负面情绪和挫败感显著降低。生物学研究提示正念训练和冥想可以显著提高个体的免疫水平和外周血单核细胞中端粒酶

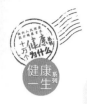

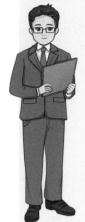

活性。端粒酶通过影响端粒长度与衰老过程密切相关。因此，从生理水平上，我们可以认为积极的心理状态可以有效改变基因表达，提高个体对环境应激的适应能力。在日常生活中，我们要保持积极的心理状态，给自己正向的心理暗示，有利于个体保持良好的身体状态，提高生活质量，创造更多的价值和可能性，这也是我们对生命的保护和敬畏。

心理状态对基因表达的负面影响

长期处于心理应激的状态下，会导致有害基因变异的增加。越来越多的研究发现，适度的压力可以提高个体的工作效率，但是过度的压力会增加氧化应激的风险，导致个体免疫系统失调和DNA修复能力减弱，在基因层面上，可能表现出染色体异常、甲基转移酶异常等。DNA受损可能进一步导致细胞复制和细胞凋亡的异常，诱发严重的躯体疾病，如癌症、心脑血管疾病等，为了防止这一情况的发生，我们需要避免情绪的剧烈波动，不要让自己长期处于高压状态下。积极正面的情绪有利于基因修复，个体的心理状态对基因表达有着长久的影响，这就需要我们学会采用不同的方式缓解自己的压力，合理地看待生活和工作带来的风险和收益，不要过分地要求自己，正视心理状态对机体可能产生的负面影响，并且合理规避重大的风险。

（孙　萌　苏允爱）

17. 为什么**心血管疾病**更容易引起**心理问题**

人们常说，"身心健康"才是真的健康，这里面的"心"除了注重心理健康，还包括心血管健康。心血管疾病是中老年人常患的疾病之一，包括冠心病、高血压、脑卒中等。这些疾病不仅会影响中老年人的身体健康，还会影响其社交和心理健康，从而导致生活质量下降。

心血管疾病如何引起心理问题

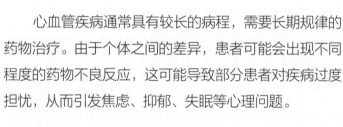

心血管疾病通常具有较长的病程，需要长期规律的药物治疗。由于个体之间的差异，患者可能会出现不同程度的药物不良反应，这可能导致部分患者对疾病过度担忧，从而引发焦虑、抑郁、失眠等心理问题。

心血管疾病患者如何调整情绪问题

虽然心血管疾病多为慢性病，但并不是绝症，通过规律服药、调整饮食习惯、规律睡眠等方式是可以得到有效控制的。因此，预防疾病所带来的心理问题首先要做的是对疾病有清晰的认知，可以通过医护人员讲解、翻阅相关书籍以及观看科普视频等方式加强对疾病的认识，掌握疾病发作时的急救方式和日常注意事项。以下是一些中老年人可以尝试的情绪调节方法。

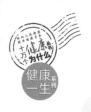

（1）保持积极心态：可以通过参加社交活动、发展爱好、娱乐、阅读、旅游等方式来让自己保持乐观心态，积极面对生活。

（2）采取健康的生活方式：除了常规的戒烟、限制饮酒、坚持适量的运动外，建议中老年人群定期进行身体检查，及时发现和治疗心血管疾病。

（3）中老年人群也需要社会和家庭的关注和帮助，为老年人提供良好的生活条件和医疗保障，保障老年人的身体健康和心理健康。

（熊　静　苏允爱）

18. 为什么**哮喘**和**心理问题**有关

支气管哮喘（哮喘）是一种呼吸系统疾病，它会导致气道狭窄和呼吸困难，使患者出现胸闷、咳嗽、气喘、呼吸困难等一系列临床症状，同时也会引发各种心理问题。有调查发现，焦虑和抑郁是哮喘患者较为常见的心理问题，约有一半以上的哮喘患者会出现不同程度的负面情绪，表现为恐惧胆怯、焦虑易怒、抑郁、失眠、依赖心理增强等。

专家说

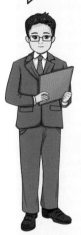

为什么哮喘患者会出现心理问题

首先，哮喘是一种身心疾病，病情的严重程度可能会导致患者产生不同的心理问题，一旦得了哮喘，由于长时间的胸闷、憋喘等躯体症状会让我们感到非常难受，经常无法进行正常的工作、生活和社交活动。此外，我们可能会因为疾病的持续性和不可预测性而感到担忧和恐惧，这些情绪反过来又会引起哮喘症状的加剧，形成一种恶性循环。

如何预防哮喘带来的心理问题

（1）**学习和了解哮喘：**通过在医院就诊时与医护人员进行沟通交流，查阅、观看相关的专业书籍或视频，了解哮喘的病因、症状和治疗方法，这些可以帮助我们更好地管理和控制疾病，减少疾病对身体和心理健康的影响。

（2）**保持健康的生活方式：**养成良好的生活习惯，规律作息，不熬夜；适当进行体育锻炼，控制体重；保持饮食均衡，戒烟戒酒等。

（3）**建立支持和沟通群体：**通过与家人、朋友进行沟通交流，分享自己的感受，获得心理上的支持和安慰；也可以通过加入哮喘患者互助组织或者寻求心理咨询等方式，与其他患者分享经验和情感，得到心理上的支持和安慰。

（4）**学习放松技巧：**一旦出现心理问题，通过冥想、瑜伽、音乐疗法等可以帮助我们减轻焦虑和紧张情绪，缓解哮喘带来的心理压力。

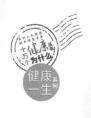

（5）定期进行身体检查：保持积极的治疗态度，按时去医院接受治疗和检查，确保哮喘症状得到控制，减少担忧情绪。

（张献强　苏允爱）

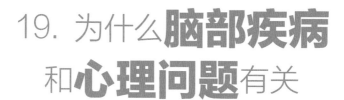

19. 为什么**脑部疾病**和**心理问题**有关

大脑是我们身体控制各种生理和心理过程的重要器官，一旦出现问题就会影响其功能，有时候还会让我们感到心情烦躁、闷闷不乐，甚至出现心理问题。

为什么脑部疾病会影响我们的情绪

脑部疾病会干扰大脑的正常运转，导致一系列心理问题的出现，比如心情烦躁、情绪失控，感觉沮丧和无助，对未来的焦虑和恐惧感等，也可能会表现为整天闷闷不乐、不愿意与别人沟通。这些情况可能会出现在疾病的不同阶段，有些脑部疾病本身也会导致心理问题。例如，阿尔茨海默病是一种神经退行性疾

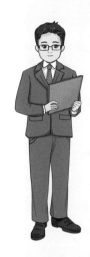

病，患者会表现为记不住事情、思维能力下降，有些严重者甚至不认识自己的家人，这些问题可能会影响情绪和行为；脑血管疾病和脑损伤都可能会直接导致认知和情绪问题，如头痛、头晕、注意力不集中、易怒、抑郁等。此外，因疾病带来的经济困难问题、家庭矛盾同样会让患者产生情绪起伏。

我们应该如何去应对这些心理问题

患脑部疾病初期，大部分人都会出现情绪波动，这是一种正常的心理反应，如果能在短时间内调整自己的状态，慢慢适应和接受患病的事实，积极配合治疗，多与家人、朋友沟通交流，接受康复训练，随着脑部疾病的稳定，其情绪状态也会慢慢得到改善。

首先，需要注意的是，如果我们的情绪问题持续存在或加剧，就应该及时寻求精神科医生、心理医生或其他专业人士的帮助；其次，多与家人和朋友保持联系，并让他们知道我们正在承受的心理压力，以便他们可以提供具体的帮助和支持；另外，在经历紧张、焦虑的时候，我们要主动采取一些应对方法，比如进行深呼吸、肌肉放松训练、冥想和适当的有氧运动等，还可以参加一些团体的娱乐活动，比如唱歌、下象棋、玩智力游戏、书法绘画、钓鱼、团建等，这些都可以帮助我们应对情绪问题和疾病压力。最重要的是，我们要知道改善脑部疾病引起的心理问题是一个长期的过程，需要我们更好地了解和治疗脑部疾病，需要我们的信心、耐心和毅力来应对这些挑战，并一步一步地向前走。

（张献强　苏允爱）

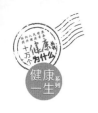

20. 为什么**身体疾病**和**心理问题**有关

说起心理问题，很多人会认为是"精神出了问题"，只要"想通了"就好了；而身体疾病，一定会有病灶，需要去医院治疗。两类"八竿子打不着"的疾病，怎么会有联系呢？

其实，身体疾病和心理问题之间有密切的关联。身体疾病可以影响一个人的心理健康，而心理问题也可以影响一个人的身体健康。

专家说

什么心理问题可能引起身体疾病

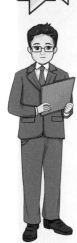

心理问题引起身体疾病，可能有以下几种情况：第一，心理社会因素是躯体疾病的病因之一，并在躯体疾病的发展过程中起重要作用，这类疾病统称为心身疾病，如消化道溃疡、心因性呕吐、神经性尿频、慢性湿疹等；第二，看似是身体疾病，患者反复就医却总是没有发现什么问题，对躯体症状／健康问题的担心或过度求医带来的精神痛苦和躯体症状带来的疼痛不适不相上下或更甚，这种情况难以简单地区分是心理问题还是身体疾病，被称为躯体症状障碍；第三，躯体症状是心理问题的表现，如抑郁症可以出现便秘、

关节酸痛、头晕等症状，焦虑症常出现汗多、心慌、胸闷、尿频等症状；第四，心理问题可能使一些身体疾病的患病风险增加，如糖尿病、高血压等。

身体疾病和心理疾病怎样相互影响

心理问题并不是简单的"没想通"的问题。意识产生于大脑，因此心理疾病的产生也有着神经生物学基础。既然有着神经生物学基础，就无法与身体其他系统（如血液循环系统）完全分割。内分泌系统、免疫系统、神经系统等都是身体疾病和心理疾病相互影响的结构基础。

出现什么身体症状需要担心可能是心理疾病

我们常说：胃肠道是人的第二情绪器官。很多人有过这样的体验：心情不好的时候会感觉吃不下饭。这就是情绪变化在消化系统的反映。类似地，消化系统的多种症状都可能和心理疾病有关，如腹胀、胃肠饱胀感、恶心、便秘等。此外，头痛头晕、乏力、憋气、胸闷、心慌、尿频也是常见的和心理疾病相关的身体症状。消化科、心内科、神经内科是常见的心理疾病患者就医的科室。如果在以上科室反复就医，症状却反反复复，或许需要考虑到精神科或心理科就诊，交由专科医生定夺。

（吴艳坤　苏允爱）

21. 为什么**肥胖**会和**心理问题**有关

关键词

肥胖 情绪性进食 代谢

肥胖与多种心理健康问题相关，尤其是情绪问题。究其原因，一方面是心理问题导致摄食增多、运动减少；另一方面是心理问题本身、药物治疗可能影响内分泌系统、能量代谢平衡。

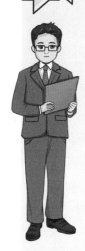

专家说 心理问题如何引起肥胖

（1）**心理问题导致摄食增多**：情绪问题引起摄食增多是最常见的情况。在负面情绪的刺激下，比如焦虑、生气、沮丧，人们寻求食物来发泄情绪，即情绪性进食。高热量的食物更容易带来满足感和愉悦感，因此在情绪性进食时人们更倾向于选择高热量的食物，所以有情绪问题的人更容易出现肥胖。另外，摄食增多不仅出现在负面情绪刺激下，在心情亢奋、激动的时候，食欲也会旺盛，容易摄食增多。

（2）**心理问题导致运动减少**：抑郁状态下，人们会感到没兴趣做事，做一点小事就会很疲乏，变得不想动、拖延。尽管明白应该去运动，但是却感到无法行动起来，即使真的运动了，也没有从前那样快乐，因此运动量在不经意间就减少了。

（3）心理问题和代谢紊乱互相影响：大脑本身作为一个内分泌器官，可释放小分子蛋白，影响机体代谢活动。近年来的研究也发现，情绪障碍和糖、脂代谢紊乱有关，抑郁症、双相情感障碍和糖尿病有着共同的生物学机制。心理问题可能影响能量代谢平衡。某些治疗心理疾病的药物，可能有导致体重增加的副作用。

存在心理问题时，如何避免体重增加

控制体重，做到营养均衡、吃动平衡是关键。即使是心理问题引起代谢紊乱，引起的体重改变和主动的摄食增多、运动减少引起的体重增加相比，也不过是"九牛一毛"。合理排解情绪、管住嘴、迈开腿，是管理体重的根本秘诀。

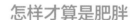

怎样才算是肥胖

常用的衡量肥胖的指标是体质量指数（body mass index，BMI）和腰臀比。

中国肥胖工作组和中国糖尿病学会将 BMI 24.0~27.9kg/m² 定义为超重，BMI>28.0kg/m² 定义为肥胖。成年男性腰围 ≥ 90cm、成年女性腰围 ≥ 85cm，或男性、女性腰臀比（腰围／臀围）>1.0 即可诊断为腹型肥胖。

（吴艳坤　苏允爱）

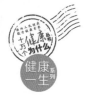

22. 为什么**孕产妇**容易出现**心理问题**

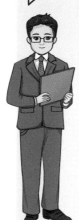

妊娠期 激素 情感支持

妊娠期是女性人生中的一个特殊时期，孕产妇在这个时期从生理到心理都会发生巨大的变化，孕妇积极的心理反应有利于胎儿发育和顺利分娩。

出现情绪波动时孕产妇应该如何进行有效的自我调节？家属们应该如何针对性地做好孕产妇的心理护理呢？

专家说

妊娠期对孕产妇的影响

主要涉及三个方面，包含孕早期、孕中晚期和产后三个阶段。

（1）**孕期激素水平的剧烈变化**：孕早期，人绒毛膜促性腺激素会使女性出现恶心呕吐、全身乏力等早孕反应，影响正常饮食和生活。孕中晚期至产后，女性体内的雌激素、孕激素、甲状腺激素、肾上腺皮质激素等多种激素水平会发生剧烈变化，这些激素都对情绪调节、行为习惯和认知功能具有多重影响，激素也会导致皮肤出现色素沉着。

（2）**身体出现的生理性变化**：孕中晚期，随着胎儿生长发育，孕妇体型会发生变化，身体处于过度负荷状态，脏器受压导致功能受到影响，容易出现呼吸不畅、夜尿增多、水肿、铁缺乏等生理变化。产后，腹直肌分离带来的体型变化、盆底肌群损伤导致漏尿、骨盆紊乱引起腰背疼痛，这些生理变化都会影响孕妇的睡眠质量与行走坐卧等日常活动，引起焦虑疲惫、烦躁易怒等情绪变化。

（3）身份和社会角色的变化：由于宝宝的到来，家庭的人际关系需要重新构建，关系中心发生一定程度的转移，会出现面对母亲这个新身份的焦虑迷茫，以及产后初期由于对育儿没有经验而产生的紧张和自我怀疑。

若出现上述问题怎么办

（1）**建立良好的家庭支持系统**：无论是孕期还是产后，家属都应全程积极陪伴，在关注身体健康之余需要给予充分的倾听和情感支持，用鼓励和肯定为孕产妇树立信心。

（2）**保持适当的活动量**：这既有利于分娩过程顺利进行，又有利于保持积极情绪。

（3）**主动沟通，积极寻找资源**：孕产妇在察觉到情绪波动时可以尝试主动与亲近的人沟通自己的想法和感受，寻求情感支持，也可以通过网络或线下就诊等方式寻求专业人士的帮助，让自己平稳度过这个时期。

（沈　甜　苏允爱）

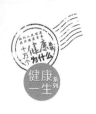

23. 为什么**青春期**撞上**更年期**会让人害怕

如果分别问父母和孩子，在彼此的关系中产生矛盾最激烈的时期是什么，出现次数最多的回答非青春期和更年期莫属。人们也惯常使用青春期来解释孩子的"叛逆"，用更年期来解释父母的"暴躁"。那么，当青春期的孩子遇到更年期的父母，双方应该如何平稳地度过这段特殊时期呢？

专家说

青春期与更年期的生理与心理特征

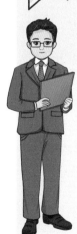

青春期是人类从儿童阶段发展为成人阶段的过渡时期，世界卫生组织将青春期的年龄范围定义在10~19岁。青少年时期大脑发育尚不成熟，容易受到外界干扰，出现喜怒无常、行为冲动等问题。另外，在这个时期，青少年的生理功能趋于成熟，自我意识逐渐完善，渴望得到平等的尊重，自尊心和对自我世界的界限感和防御意识加强，容易和父母就自由和独立的问题发生冲突。

更年期则主要指人类从中年期向老年期的过渡阶段，女性大多发生于45~55岁，男性可早至40岁，也可晚至70岁，大多出现在45~60岁。在这个过渡时期，生理和心理层面都面临着"巨大丧失"。生理上，随着性激素水平的下降，生理机能的减退会带来一系列身体症状，如失眠、心悸、潮热、尿频尿急、性欲减退等。在心理上，离退休导致低价值感，子女的成长和独立自主激发出被"抛弃"的焦虑和恐惧。

更年期父母和青春期孩子的相处建议

（1）**保持有效的沟通和对话：**对父母来说，沟通的良好时机在于对孩子"不求不助，有求必应"，少说教、多倾听，在语言和行动上与孩子成为站在一起的朋友，而非居高临下的指导者，用包容友善的肢体语言和柔和的语气表达出关爱、信任和尊重。对孩子来说，给父母留一条通向自己世界的门缝，不放弃主动沟通的可能，表达自己的想法，也尊重和允许不同观点的存在。

（2）**彼此牵挂、各自精彩：**无论是青春期还是更年期，都是人生不同阶段的交替，都意味着新状态的开始，是重新认识内心、提高自我认知的机会，在各自的变化中培养自我关怀、情绪调节的能力，寻找到个体和家庭整体关联和需求的平衡。

（沈　甜　苏允爱）

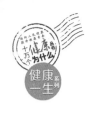

24. 为什么**痴呆**和**精神发育迟滞**不一样

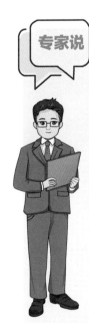

关键词

痴呆　精神发育迟滞　发育迟滞

痴呆和精神发育迟滞都存在记忆力下降、语言障碍、社交技能和生活自理能力下降的表现。尤其是有些痴呆症状在早期阶段可能与精神发育迟滞相似，如记忆力减退和言语发展延迟。这导致很多人对这两种疾病产生混淆。

专家说

痴呆的原因主要是大脑的退化，主要表现为逐渐加重的记忆力、思考能力和日常生活能力下降，这通常发生在老年人身上。而精神发育迟滞的病因是先天遗传、基因突变或者母体感染等，主要表现为发育障碍，致使智力、社交和生活技能发展缓慢甚至缺失，通常在儿童时期被诊断出来。

我们如何在早期识别痴呆和精神发育迟滞的问题

（1）**记忆力：**观察老人或者孩子是否经常忘记重要事情或者日常活动。

（2）**沟通能力：**注意老人或者孩子的口头表达是否流畅，能否清晰地表达意思。

（3）**行为举止：**留意老人或者孩子的日常行为是否有异常，如情绪波动大、行为失常等。

（4）**生活技能：**注意老人或者孩子是否能够独立完成日常活动，如吃饭、穿衣、洗漱等。

（5）**社交能力：**观察老人或者孩子是否有朋友，能否与他人建立良好的社交关系。

如果您注意到老人或者孩子有上述问题中的一项或多项，建议尽早就医。

如何预防或减缓痴呆和精神发育迟滞症状的发展

（1）**保持健康的生活方式：**通过坚持健康的饮食、规律的锻炼、戒烟限酒等方式，有助于减少患痴呆或精神发育迟滞的风险。

（2）**进行认知训练：**包括一系列的思维和记忆训练活动，有助于维持和提高大脑的认知功能，预防和减缓痴呆症状的发展。

（3）**积极参与社交活动：**参与志愿服务、社区兴趣小组等，有助于提高心理健康水平，减缓精神发育迟滞症状的发展。

（4）**持续学习：**不断学习新知识和技能，可以有助于激活大脑，保持思维敏捷。

（5）**寻求医疗帮助：**建议尽早寻求专业医疗帮助，进行评估和诊断，以便及早采取治疗措施。

（熊　静　苏允爱）

打造安全岛
——如何与外部环境和谐相处

25. 为什么**心理健康**受**社会因素**影响

近年来，抑郁障碍的发病率呈现升高趋势，对此我们经常听到一个说法——"这是一种时代病"。其实这个说法很直接地反映了社会因素在心理健康中的重要位置。社会因素一般包括各类社会环境以及在各种环境中发展出来的人际关系等。人作为一种社会动物，生活在社会之中，其心理状态及变化自然与所处的社会环境及各种人际关系密切相关。

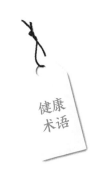

健康术语

心理创伤

当创伤事件发生时，个体感到生命或躯体受到威胁，感到失去控制力和应对能力，产生强烈无助、恐惧等情绪反应。

专家说

社会因素对心理健康的影响主要有以下几个方面

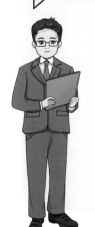

（1）**社会文化环境因素**：社会文化环境中的价值观、传统习俗、行为准则和体系对心理健康有重要影响；比如在一个"恐同文化"盛行的地方，同性恋者可能遭受很多的歧视、排挤，也可能因长期的隐瞒、压抑而产生情绪问题甚至心理问题。

（2）**家庭环境因素**：家庭关系、气氛、价值观以及家庭成员间的相处方式都是影响人的心理健康的重

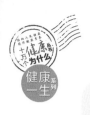

要因素；比如温馨和谐的家庭环境更容易培养出自信自爱的孩子，而长期充满暴力、虐待的家庭可能带给孩子终生的心理创伤，是抑郁障碍的发病危险因素之一。

（3）各种人际因素：正常的人际交往和良好的人际关系是个体心理正常发展和维持生活幸福感的必要前提，保持良好的人际关系也是心理健康的标准之一。无法发展人际交往或挫败的人际关系，容易让人感到孤独、无助、自我怀疑，难以从人际交往中获得必要的价值感、满足感，长此以往容易造就各种心理问题或心理疾病。

（4）工作与学习环境因素：激进的竞争环境及超高的工作、学习要求，在激发人们潜能的同时，也容易使人过度消耗，产生情绪问题甚至心理问题。比如在互联网行业"996"的工作习惯长期存在，昼夜颠倒加上高强度的工作，很容易使人生物钟紊乱、情绪失调。

（李 茜）

26. 为什么需要适应家庭发展的不同阶段

典型的家庭发展过程会经历不同的阶段，从单身阶段，到新婚伊始、迎接新生命，再到子女成长阶段，逐渐进入中年家庭，最后进入

关键词

适应 家庭发展阶段

晚年家庭。不同阶段的家庭重心不同，需要面临的任务和需求也大不相同。家庭阶段的顺利过渡，需要家庭的主体即夫妻双方及时地去转换、调整自身的角色，掌握不同的能力，尽力负起所应承担的责任。而一旦夫妻一方对家庭的不同阶段出现适应不良，则可能面临应激带来的各种问题，如心理障碍，会影响到家庭的健康发展，而家庭的动荡也会反过来加重个人承受的压力，形成恶性循环。所以，有意识地去适应好不同家庭阶段，非常有必要。

为了家庭的良性发展及个人的心理健康，我们该怎样适应好不同的家庭阶段

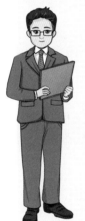

（1）**不打没准备的仗：** 多听多看"过来人"的经验，提前了解家庭不同阶段的特点和需求，从心理上、经济上、人力上做好全方位准备。

（2）**建立好家庭联盟：** 营造温馨和谐的家庭氛围，对于提高整个家庭的应对能力非常重要。尤其是作为家庭核心的夫妻二人的感情维护最为重要，同时也要维护好亲子关系。

（3）**维护个人的身心健康：** 个人的身心健康明显影响家庭的健康发展，个体需要在日常生活中保持健康的生活方式，建立良好的精神世界，带动整个家庭。注意，如果家庭成员出现明显的心理困扰，要积极就医。

（4）**积累支持资源：** 平时注意维护亲友关系，注意小家庭和大家庭的和睦，以及与其他家庭的互动往来，在家庭遇到困难时，这些都可能成为"雪中送炭"的因素。

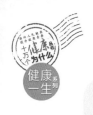

（5）遇到困难，积极化解：生活中难免遇到挑战、困难，应积极应对，不要一拖再拖或任其发展，争取在小问题变成大问题之前积极化解。

（李 茜）

关键词

创伤

家庭

创伤的代际传递

27. 为什么**创伤会影响家庭中的几代人**

在心理学领域，有这样一个概念："创伤的代际传递"（transgenerational transmission of trauma），它指的是，上一代的创伤会被传递到他们的后代身上。

 从家庭角度看，创伤是如何传递给下一代的

经历创伤的第一代人，本身的情绪及认知都容易受到明显影响，部分人患上创伤后应激障碍或其他精神心理障碍。他们可能存在过度的防御、紊乱的情感等等，影响了他们作为父母／长辈的功能以及与孩子互动的方式，如他们可能对子女情感表达困难，缺乏温情和耐心，甚至长期忽视孩子，或对孩子的健康和安

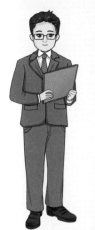

全产生过度焦虑，敏感易怒。长期处于这样的家庭环境，孩子很容易发展出精神心理问题。而孩子在这样的家庭中习得的养育、沟通模式也会通过如此方式继续传给下一代。

以围绕创伤的沟通为例，第一代人可能会存在对创伤的"过度沉默"或"过度分享"。

过度沉默：人们试图掩盖那些创伤，从不谈论，将记忆也隔离起来。但创伤仍旧存在于个体的无意识中，后代仍然会感受到那些被父母压抑着的痛苦、愤怒或者悲伤的情绪，这种不能言明的创伤在后代身上留下"没有伤口的疤痕"。

过度分享：上一代人会以不恰当的方式去反复分享自己的经历，并将自己的固有认知强加于后代，要求后代按照自己的标准去做，即便已明显不符合现在的生活环境，亦容易忽视孩子现在所经历的挫折和创伤，使孩子产生怀疑感、被否定感。同时，也使得他们彼此都固守在自己的价值观和处境中，很难真正地相互理解，从而影响代际间的情感联系。

在精神科，追溯焦虑、抑郁的来访者的个人成长经历时，经常可以发现他们从小就经历过长期的争吵、忽视、虐待甚至抛弃等，在家庭中感受不到尊重及温暖。而接触这些孩子的父母，我们也会发现，这些父母本身也是在存在创伤的家庭环境中成长起来的，很多父母本身就有情感障碍、物质依赖等心理疾病。了解创伤的代际传递并积极干预，对于人类的精神心理健康具有重大意义。

（李　茜）

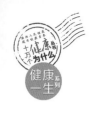

28. 为什么总觉得

周围的人都比自己优秀

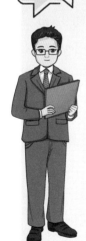

关键词

比较　自我评价

　　我们每个人都在有意无意中和他人作比较，这也是我们认识自我的基本方式之一。通过作比较发现自身的优缺点，从而使我们更清晰地认识自己、了解自己在人群中的定位，也会化为动力去推动自己变成更好的人。但一个人总会有优点，也总会有缺点，这种"总不如人"的想法，明显是不客观的，是一种过低的自我评价。

专家说　为什么会产生"什么都不如别人"的错觉

　　产生这样的心理，一部分原因可能与我们的早期经历有关，比如家庭中的过度控制或者过度保护、不信任、责骂等，容易助长孩子的自卑心理，在遇到事情或作比较时总是自动产生"我不行""我不能"的自我认知。

　　另外，在成长过程中，我们可能总是主动选择"以弱攻强""越缺什么，就越在意什么""越在意什么就越比什么"，以至于陷入一种持久的挫败情绪中，进一步强化了自卑的心理。

再者，也与我们自我评价体系的片面性有关。我们有时过于在意某些特质，而忽略了一个人价值的多样性，以至于自动忽略自己的闪光点，忘记去欣赏自己的优势，从而产生对自己并不全面、客观的评价。

如何改变这种自动的负性自我评价

这需要我们对自己有一个稳定的、全方位的认知，不能死死盯着自己的缺点和不足，也要挖掘、欣赏自己身上的闪光点，客观看待自己。生活中要有意识地少一些比较，悦纳自己，尊重自己，允许自己存在弱点，而非"一定要比别人强"。日常要注意多给自己积极的心理暗示，比如经常夸夸自己，告诉自己"我也能行""我也很好"。生活中注意扬长避短，尽可能去发挥自己独特的能力和技能，逐步获得成就感，这种成就可以是一件很小的事，比如帮助他人，从帮助他人的过程中就能让我们找到价值感，让自信"积少成多"。也要注意跟认可自己的人建立良好的人际关系，从人际关系中进一步肯定自己的价值。

（李　茜）

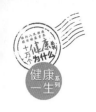

29. 为什么一看见
周围的**同事都忙忙碌碌**就
无法放松

关键词

比较　焦虑

在工作环境中，同事的日常表现、工作状态常常成为我们自身工作表现的一个重要参照。对于情绪敏感性高、责任心强、过于自律自省、缺乏自信、缺乏整体安全感的人们，这种情况更容易发生，他们更容易从周围人身上感到某种氛围，从而审视自己，引发自己的焦虑。如当同事都在忙忙碌碌，而自己相对清闲时，可能就会生出这样的担心，如"别人都在努力，我是不是就要被远远落在后面了""大家这么忙，我是不是不太重要啊""我本来就不如别人，还没有别人努力，这可怎么办"等。这种焦虑的情绪如果是适度的，其实有积极意义，会成为促进我们努力、成长的动力。但怕的是过度的焦虑，就会成为缠住我们手脚的束缚，让我们沉浸于焦虑当中，难以行动，无法放松。

专家说

如何让这种因比较而生的焦虑，适度而不过度呢

（1）建立自信：对自己有清晰的认知、定位，按照自己的节奏工作学习，可以减少不理性比较带来的过度压力。

（2）调整对放松的认知：每个人都需要放松，放

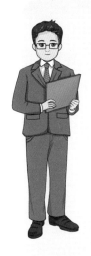

松也是生活中不可或缺的部分，没有放松就不能以很好的状态投入工作学习，获得自我提升。

（3）**保持有效的行动：**日常生活工作中，要有自己清晰的目标、合理的计划，按照自己的计划去认真执行，从不断的实现中获得足够的满足感及安全感。

（4）**养成良好的习惯：**注意作息规律，进行适度锻炼，保持良好的人际关系。日常注意维护工作与生活的平衡，维持良好心态，减少无用焦虑。

当这种困扰变得很明显时，及时求助心理咨询师是很有必要的。

（李　茜）

30. 为什么**追逐社会潮流**需要**摆正心态**

在现今科技高速发展、信息快速传递的社会环境下，新鲜事物层出不穷，引领一波又一波的社会潮流。人们感受新奇的诱惑，希望通过追逐潮流拓宽视野、增加个人魅力，或者为了与他人找到共同话题，等等。但在各种社会新闻中，不乏看到有些人在追逐潮流的过程

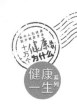

中迷失了自我：有经济尚未独立的大学生为追求最新款的电子产品，不惜借贷，最终陷入窘迫；有爱美女性为了追逐丰唇高鼻反复整容，最终失去最宝贵的健康；也不乏有人盲目追逐各种新潮，而忘了内心的成长及打理现实的生活，成为被潮流包裹的一副空壳。所以潮流虽好，心态也要摆正。

在追逐社会潮流时，我们需要如何摆正心态

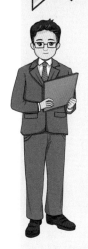

多学习，用文化充实自己，看清楚潮流到底是什么，不轻易迷失在潮流中。比如现代社会"以瘦为美""0号模特"的潮流盛行多年，在这种文化背景下也滋生出进食障碍这样一种疾病。其实这个潮流背后涉及对女性的物化，是对女性健康的忽视。而看到这一点，我们更应追逐健康和适度的身材，还有内心之美，而不是不惜一切地追求外观的"瘦"。

注重个人成长，增强个人实力，确立自己的价值观，建立好个人自信。把潮流变成"锦上添花"的东西，而非视作实现个人价值的主要来源，这样很容易让我们变成追逐潮流的傀儡，"金玉其外，败絮其中"。

清楚自己当下最重要的任务，是否有追逐潮流的条件，比如很多潮流需要花费大量的精力及金钱，而并非每个人都能有钱又有闲，盲目追逐只会让生活一团糟；坚定守好自己的底线，不能因追逐潮流而因小失大，比如不能干扰学习、工作，不能损人利己，不能违反社会公德，不能损害个人健康，等等。

独立思考，想清楚自己能从潮流中获得什么，也要清楚追逐潮流会让我们失去什么。分析利弊，勇于选择适合的，拒绝盲从。很多人觉得"大家都玩我也玩"，结果只是浪费精力金钱而一无所获，所以不要被群体的压力所左右。

（李　茜）

31. 为什么需要**处理好生活中的不稳定因素**

我们生活中不可避免地存在各种不稳定因素，比如潜在的疾病，工作中某个难以解决的问题，感情中某个难以纾解的结，甚至是房顶漏雨的一角，等等。这些之所以被称为"不稳定"因素，是因为我们日常虽然将就着、熬着，也能得过且过，但它们随时可能"炸雷"打我们个措手不及，变成一个突然的应激事件。或者日常一些看似小事的问题，积少成多，使人们处在慢性应激状态。

人的心理健康的维持是需要一定的安全感、秩序感的，突发事件会让人感到难以应对，容易产生焦虑情绪，而接连的突发事件很容易击垮一个人。当压力

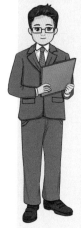

积累，长此以往很容易造就精神心理问题，如发展为焦虑症、抑郁症等，这些疾病反过来会雪上加霜，对个体的生活、工作以及人际交往产生巨大的影响，很可能造就更多的不稳定因素或应激事件，形成恶性循环。所以，及时有效地处理好生活中的不稳定因素，对于维持心理健康是非常关键的。

面对生活中的不稳定因素，我们应该怎么做以减少对心理健康的影响

在日常通过各种方式维持健康的身心状态，是应对各种不稳定因素的基础。比如注意良好的作息习惯，坚持体育锻炼、保持良好的体魄，杜绝烟酒等成瘾类物质使用，日常注意维护好人际关系，等等。

对于已经发现的不稳定因素，需要及时、积极地应对，不把小问题拖成大问题，不把单个问题拖成多个问题，尽可能减少情况恶化或转为突发事件的可能。在同时存在多种不稳定因素时，要全面分析，做好应对计划，从严重度、影响大小、难易程度等多个维度综合考虑，计划好先解决哪个，再解决哪个。注意避免未做充分准备就迎难而上，结果铩羽而归打击到积极性。

对于某些不可防不可控的不稳定因素，要尝试接纳，尽可能减少这些因素带给我们的精神压力，尽可能积极投入现有生活中，而非反复思虑担忧。

（李　茜）

32. 为什么
需要**心理的栖息地**

　　栖息地是动物休息、睡眠的地方，在栖息地动物们得以休养生息、调整状态。我们的社会高速发展，人们的生活节奏也越来越快，每天需要面临大量的事务、冲击，纷乱繁杂的生活很容易让人感到疲惫，产生心理上的痛苦。如果我们心理痛苦不能被适时地抚慰处理，长久以往，可能会发展为心理疾病。所以，对于我们的心理，同样需要这样一个安全的可以休养、充电的栖息地，能让我们重整旗鼓再次以良好的心理状态投入生活、工作中。

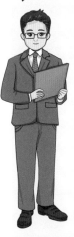

专家说

　　心理栖息地，应当具备比较好的可获得性，而非只考虑"高大上"却在现实生活中遥不可及，比如有的人在西藏感受到心灵被洗涤，但并非每个人都能轻易到遥远的地方去"朝圣"，对于有的人来说，回到故乡走一走看一看，也可以实现心灵的安抚。再者心理的栖息地，也并不局限于一个物理空间、一个场所，它可以是任何形式，可以是一些物品，一个人，也可以是做一件事，或者这些的综合，只要能让我们在烦乱、疲惫、难以支撑时感到放松、平静，能让我们得到滋养、抚慰。最后，这个心灵的栖息地要符合个性的需求，没有最好一说，只有最合适。比如老年人可

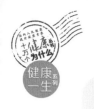

能从书写字画中修身养性，而对于一个孩子，母亲的怀抱就能让其感到安心。

你给自己的心灵找好栖息地了吗？如果还没有，以下方法可供参考

这个地方可以是心心念念的故乡，可以是公园一处静谧的角落，或者是让人彻底放松酣睡的阳台一角的摇床……

这个人可以是能静静倾听我们诉说的人，也可以是一个让我们感到安心的长者，可以是能跟我们回忆美好过往的友人，或者是能够让人摘下逞强面具随意聊聊的陌生人……

这些物品可以是一只可爱的毛绒玩具，可以是一支怡人的小香水，可以是一块绚丽的减压棱镜……

这件事可以是日常的侍弄花草、钓鱼，可以是一次开怀畅饮的聚会，可以是一次酣畅淋漓的运动，也可以是一次回归自然的远行，还可以是一次认真的正念放松……

也可以是我们想象中的空间，比如想象中的"安全岛"……

（李　茜）

四

设立防护林
——减缓冲击心灵的不测风云

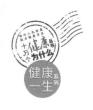

33. 为什么
要**让心灵回归自然**

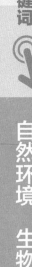

随着城市化进程的加速，焦虑、抑郁等心理问题随之攀升，回归自然、释放压力、净化心灵迫在眉睫。人类通过视觉、听觉、嗅觉、触觉、味觉等多种感官感受自然环境，自然环境也通过气候、光照、色彩等调节血清素、内啡肽、多巴胺等神经内分泌激素的平衡，影响人的行为、情绪和心理健康。

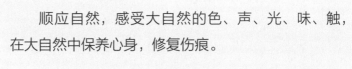

怎样才能让心灵回归自然

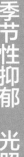

顺应自然，感受大自然的色、声、光、味、触，在大自然中保养心身，修复伤痕。

顺应自然规律，维持生物节律。生物节律是指每个人的体力、情绪和智力都存在变化规律，生理、代谢活动和行为过程都存在昼夜节律。不熬夜、考试面试等重大事件前调整作息，一日三餐等都是维持生物节律的体现。

（1）顺时而动：抑郁症中的"季节性抑郁"、古人"悲秋"就是气候因素影响情绪的最直接表现，医学上已患情绪问题的人秋冬季提前调整药物、"冬病夏治"都体现相"时"而动的智慧。

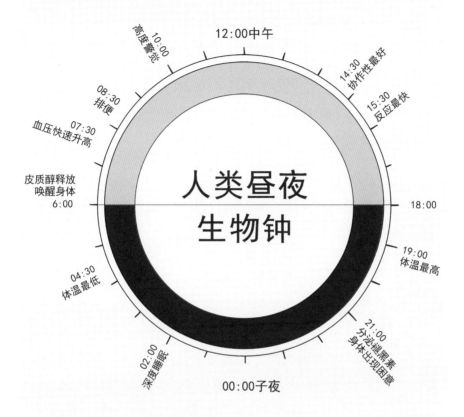

08:30 排便

高度警觉 10:00

12:00中午

14:30 协作性最好

15:30 反应最快

07:30 血压快速升高

皮质醇释放
唤醒身体
6:00

人类昼夜
生物钟

18:00

19:00
体温最高

04:30
体温最低

21:00
分泌褪黑素
身体出现困意

02:00
深度睡眠

00:00子夜

（2）**沐浴阳光**：北欧国家，尤其是冰岛，是世界上抑郁症患者比例最多的国家，光照时间短是公认的原因之一。脑内松果体分泌褪黑素，受光照调节，影响睡眠、情绪等，因此光照疗法已用于抑郁症的治疗。

（3）**欣赏自然之色**：绿色可以降低心理疾病患病率并提高主观幸福感、生活价值感、增强创造力，让人更放松、专注和平静。

（4）**感受自然芳香**：瓜果花香等自然芳香作用于脑内特定部位，能起到改善注意和记忆、舒缓情绪的作用，如薰衣草精油

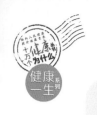

具有抗焦虑、减轻疼痛等作用。将植物精油通过按摩、浸泡、按敷、吸入、熏蒸等方法舒缓情绪已得到广泛应用。

（5）走进自然，促进交往：周末假日，三五成群，走向户外，远离喧嚣，互诉衷肠，愉悦身心、丰富情趣，可以极大缓和社会环境带来的压力、疲乏，增加相互信任。

传统医学、自然疗法就充分利用人与自然交互的整合医学智慧，减轻压力、疼痛，调整情绪，提升免疫力，达到预防、保健、治病作用。

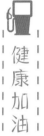

生物钟

是生物体内控制昼夜节律的"时钟"。2017 年，三位美国科学家——杰弗里·霍尔（Jeffrey C.Hall）、迈克尔·罗斯巴什（Michael Rosbash）和迈克尔·杨（Michael W.Young）因在生物钟运行分子机制方面的研究成就而获得诺贝尔生理学或医学奖。

（何笑笑）

34. 为什么
重大生活事件
会造成心理影响

关键词

事件　心理应激　应对

重大生活事件包括事件的强度或时程超出平常，除了自然灾难、交通事故等人为灾难，以及被诈骗、食物中毒、拥挤踩踏、被袭击、被强暴等单次或短时内发生的事件，与大多数人密切相关的事件，如患病、升学压力、工作应激、被虐待、交通堵塞等慢性应激事件越来越普遍。其中常见的、对心理健康影响最大的包括亲人意外死亡或事故等重大丧失，人际关系不协调以及过度紧张的学习工作。

生活事件会影响人的生理、心理和社会等多个方面，当负性重大事件超过个人的应变能力时，内心的宁静就会被破坏，当个体遭遇急性、压倒性的威胁性事件时，事件的威胁体验超出心理处理能力，就会导致心理创伤。

专家说

要减轻重大事件对心理的影响，就要锻炼强大的"心理免疫"防线，提高对不良事件的心理处理能力。

（1）摆脱重大生活事件：条件允许的情况下适当控制应激事件，如摆脱工作应激环境中的雇主，离开实施家暴的配偶，更换住所减少通勤中的交通堵塞等。

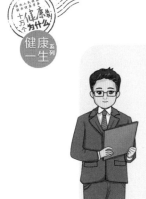

（2）**求助：** 学会积极地求助，即使没有实质性的帮助，传递关心和尊重等情感支持仍然能有效减轻心理影响，如在学习中，争取老师、同学、家长的支持认可；分散注意，如常说的"化悲痛为力量"就是对不良事件心理处理的升华；换个角度思考，比如将患病作为重新重视身体健康、改变不良生活习惯的开始。调整自责、退缩、屈服、幻想等不良的处理方式，通过勇敢面对、尽可能地淡化、积极地求助等方式解决问题。

（3）**放松：** 进行松弛训练，如催眠、暗示、音乐、运动、正念、冥想、瑜伽等，使得身体从紧张的状态中有放松的机会。若出现过度或持久的应激反应，或者严重影响了身心健康和学习工作生活等病理性的应激反应时，要及时求助医生，适当使用抗焦虑、抗抑郁、助眠的药物缓解焦虑抑郁、失眠等，减轻事件对心身的影响。

（何笑笑）

35. 为什么人们对**重大事件的反应各不相同**

重大事件所带来的心理影响，取决于个体的心理应对能力，而心理应对能力受个人认知评价、应对方式、个人信念、社会支持等多因素的影响。因此，不同人面对重大事件时，受多种因素的影响，反应各不相同。

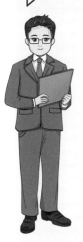

（1）**改变对事件影响的看法**：对重大事件的反应，很大程度取决于事件与自身利害关系的紧密程度和自身的处理能力。以往的经验不同，对当前的事件如何发生、为何发生，以及事件发生的意义理解不同，反应便各不相同。

（2）**学习经验**：通过求助、倾诉、心理治疗、阅读、培训等方式增加对应激处理的经验，了解应激事件的常规影响，调整目标。

（3）**应对方式**：通过锻炼、放松、冥想、情感宣泄、改善营养等方式调节心理应对能力。运动可以作为缓解多种心理问题的良药，瑜伽、冥想、生物反馈训练、放松训练等对缓解考试焦虑、提高注意力、缓

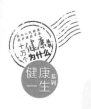

解躯体和心理应激反应有显著的效果。男性更倾向于选择运动，女性则更倾向选择倾诉、写信等情感宣泄的方式。

（4）治疗原发精神心理疾病：若原有焦虑、抑郁等精神心理问题，面对应激，应提前预防、积极治疗原有疾病，保持情绪心理的稳定性，保证原有对应激的应对能力。

（5）性格：保持乐观的精神，对生活始终抱有希望，把应激事件看作生活中不可避免的，需要普遍应对的历练和经验，在"危"中寻求"机"，将应激看作一种调整，有"天将降大任于是人也，必先苦其心志"的态度，锻炼坚韧性格，不断调整面对应激的态度、价值观、行为准则、能力等。

（6）社会支持：争取信任的人的支持，维持良好的社会关系，如争取家庭、朋友、邻居、同事、上司的支持，平衡工作家庭冲突。通过经济状况、工作环境等直接控制应激事件的进展，通过社会支持减轻应激威胁。社会支持的强弱，是减轻慢性应激影响的重要因素。

（何笑笑）

36. 为什么**疫情**对人们的**心理**有**影响**

世界卫生组织 2022 年的报告显示，在 COVID-19 大流行的第一年，全球焦虑和抑郁的患病率增加了 25%。截至 2022 年底，疫情已导致全球增加了 7 000 万抑郁症患者、9 000 万焦虑症患者，给人类的心理健康带来了重大影响，这种影响甚至会持续 20 年。

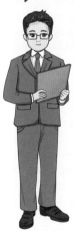

疫情导致被传染患病风险增加，压力相关的躯体疾病如哮喘、糖尿病、高血压等控制不稳。次生危害带来不确定性增加、经济压力、社交隔离、关系紧张、活动减少、生活方式变化等。直接或次生危害均可能导致焦虑、抑郁、强迫、躯体症状障碍、物质滥用、失眠等多种精神心理问题。

如何应对新冠疫情带来的直接危害或次生危害

（1）减少混乱信息及不确定性：减少过多关注疫情信息、转移注意，仅关注权威报道，维持生活各方面稳定，增加确定性以减少混乱及压力。

（2）释放压力：疫情导致应激，疫情持续导致慢性压力。矫正疫情或对疾病的认知、呼吸训练等多种释放压力的方式都可以减少疫情带来的影响。

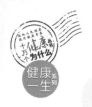

（3）调整生活规律，保证充足睡眠：成人每日保证至少 7 小时的有效睡眠，注重睡眠卫生，采用刺激控制、睡眠限制、放松技巧或保持良好的睡眠卫生等策略改善睡眠，减少睡眠剥夺，保护良好免疫力。

（4）增加户外活动：疫情居家导致光照减少，运动减少，均增加焦虑、抑郁等疾病风险。居家锻炼，保持身体健康，尽量增加日光照射时间能有效缓解焦虑、抑郁等心理疾患。

（5）增加社交：疫情导致社交隔离，社交互动是人类的基本需求，研究表明社交隔离导致青少年及成人的焦虑、抑郁患病率增加及婴幼儿语言、运动、认知等能力下降。社交孤立导致孤独、恐惧、自尊丧失，影响社会情感发展，长期孤立甚至与多种慢性疾病有关。增加家庭特定事件的仪式感、同住人员的定期交流互动等多种途径增加社交可以大大减少疫情对心理造成的影响。

面对疫情，科学防护，保持良好心态，保护自身免疫力，做自己健康的第一责任人。

（何笑笑）

37. 为什么**严重躯体疾病**会影响**心理**

生活中常听说有人得了某重病后整个人都变了，有人身残志坚，也有人一病不起、萎靡不振。躯体疾病常带来身、心的双重打击，然而，多数人都能找回自己的生活轨道，带病生活。

躯体疾病是如何影响人的心理的

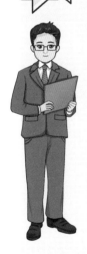

　　躯体疾病对心理的影响，主要涉及五种情况。第一，心身疾病：社会心理因素是躯体疾病的病因之一，比如酒精、药物依赖，胃溃疡等；第二，躯体疾病直接导致精神心理问题：比如甲亢的人容易焦虑或发脾气、痴呆的性格改变和睡眠问题；第三，部分躯体疾病伴发精神心理问题：比如脑卒中、糖尿病的人容易继发抑郁；第四，疾病导致身边环境改变带来的次生心理问题：比如因肿瘤致贫、因病榻前的照料出现兄妹或子女间关系不和；第五，严重躯体疾病的心理应激：比如劳动能力的下降甚至死亡威胁，导致躯体疾病的应激创伤等。

　　不论哪种情况、处于疾病哪个阶段，接纳疾病、心身共同康复、享受当下的生活都是减轻躯体疾病对心理不利影响的"良药"。

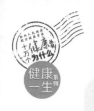

如何应对躯体疾病带来的心理问题

（1）接纳不再完美的身体：以"疾病虐我千百遍，我待身体如初恋"的态度接受疾病，与疾病共处，接受有病痛、不完美的身体。

（2）遵照医生的嘱咐积极治疗、努力康复：配合医生的嘱咐，避免疾病相关危险因素，避免吸烟、饮酒、熬夜等不良生活习惯，调整生活节奏，将康复纳入日常生活内容。

（3）积极暗示：遵守医生的嘱咐，与亲朋好友、病友共同康复，延缓疾病恶化的进程，相信自己会越来越好。

（4）调整性格及处事方式：比如 A 型性格的人易患心脑血管疾病、C 型性格的人易患肿瘤，及时觉察，防患于未然。

（5）享受当下生活，保有希望：用坚定的信念、执着的意愿，转移疾病的困扰，让生活始终充满意义感。

总之，躯体疾病不会孤立存在，减轻疾病对心理的影响，对身体疾病康复同样大有裨益，心身相互影响，共同组成我们健康的一部分。

（何笑笑）

38. 为什么**大考**前后容易**情绪波动**

适度焦虑，会让考生在大考前保持积极的学习态度、适度的兴奋、持续努力的学习。过度焦虑，是以担忧为主要认知反应，伴随相应的生理唤醒和典型行为交织而成的复杂的心理状态。考试焦虑有时来自于家人对学习成绩的期待，有时也来源于过高的自我期望。瑞士心理学家维雷娜·卡斯特称，最强烈的焦虑来自最高价值被否认。当把成绩或别人的认可放在最先的位置时，焦虑就会加剧。

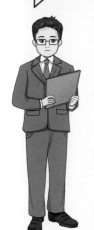

专家说 过度焦虑的后果

如果过度焦虑，会导致情绪的波动、认知和行为的改变、生理的不适等，影响考试的发挥，甚至之后对于考试的态度。

（1）情绪：紧张担心、恐惧、急躁易怒、"不祥预感"、不能平静、对原本喜欢的事情丧失兴趣、自责、失眠、与考试有关的噩梦等。

（2）认知改变：注意力不能集中、马虎出错、无关的想法增多、大脑空白、记忆下降、反应迟钝。看不到努力的意义，试图"摆烂"。

考试焦虑　缓解不适　悦纳自己

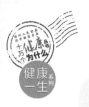

（3）**生理改变：**头痛、面部潮红、心慌心悸、呼吸急促、恶心、出汗、手脚冷、尿频、胃溃疡、腹痛腹泻、颤抖、发僵、低热、晕厥等。

（4）**行为改变：**坐立不安、乱答试卷、放弃答卷、匆匆交卷、厌学、逃学、自伤等。

那么该如何缓解这些不适呢

（1）**放松技巧：**关键时刻紧急使用。做点喜欢、擅长的事。每天挤出时间做放松活动 10 分钟。

（2）**接受焦虑：**按部就班地复习，依靠平日的积累，才可能在考试中显现复利曲线的拐点。

（3）**悦纳自己、自我暗示：**成绩不是最好的，但我仍然有很多优点，我是独一无二的。

（4）**不夸大焦虑的作用：**焦虑没什么大不了。顺其自然、不竭力控制焦虑情绪。

（5）**调整动机：**考试只是对平日知识的总结，不将它作为划分"命运"的独木桥。

父母应调整心态，多倾听、避免唠叨、做好后勤保障，放松自己的心情，给孩子宽松的空间。

（何笑笑）

39. 为什么
总是**走不出失恋阴影**

　　恋爱的目的是建立亲密关系，双方有着广泛、深入、私密的了解，相互关心依赖、信任忠诚、生活交织。失恋时，心理不能寄托投入，身体产生痛苦反应。"此恨绵绵无绝期""为伊消得人憔悴""莫道不消魂，帘卷西风，人比黄花瘦"，无数脍炙人口的诗词歌赋已将失恋的痛苦描述得直穿人心。有自卑、绝望、悔恨、羞辱、孤独、冷漠、空虚、颓废，有焦虑、抑郁，有爱情观的改变，有失眠、厌食、心慌心痛等躯体症状，甚至有报复、自伤自杀等极端行为问题。因此失恋阴影不易摆脱。

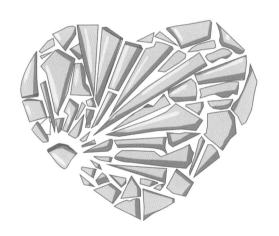

专家说

　　失恋的影响或轻或重，时间或长或短，我们要做的是快速走出失恋的阴影，让失恋变得有效，最终走向成熟，勇敢再爱。

（1）用时间、身边的社会支持疗伤：这是最基础、较被动的方式，缓慢而持久。

（2）"爱之深、痛之切"，伤心是必然的，只有允许自己痛苦，才能避免"心碎"。

（3）尽量避免或少用酒精、药物、食品等缓解失恋情绪，把借酒消愁、滥用药品当作"忘情水"逃避回忆、拒食暴食缓解情绪等方法均不可取。

（4）采用心理学方法纠正认知：失恋时更倾向于想念对方好的品质和相处时的美好。纠正过度理想化的感受、记忆，负性再评价这段关系中自己的妥协、令我们伤心烦恼的争吵，以及未得到满足的情感需要可有效减少对前任的爱情感受。

（5）升华爱情、重建亲密关系："生命诚可贵，爱情价更高，若为自由故，两者皆可抛。"尊重与自我实现凌驾于爱情之上，提高自信，化失恋为力量。

（6）填充空白，重建生活：曾经的社交圈、生活空间、日常活动、一起做的事的空白要及时填充，"当爱已成往事，真的要断了过去"。

青少年、大学生人群是爱情萌发，冲动而不成熟的阶段，最容易受失恋影响，需要特别关注，及时通过网络自我监测，求助心理热线及学校咨询室等方式可有效消除心理危机。

（何笑笑）

40. 为什么**家庭破裂**会**给孩子带来伤害**

家庭的破裂，无论对成人还是孩子，都是重大的打击。家庭破裂除了争夺监护权等现实问题，还容易导致孩子迷惘、自卑、害怕、不安全、认为不值得被爱、愤怒等复杂的负面情绪。

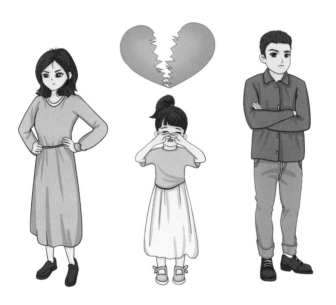

专家说

给孩子持续、坚定的爱，保证对孩子的陪伴和关爱。家庭破裂对不同年龄的孩子影响不同。孩子受心理发育阶段的影响，不能理智地看待父母的离异，年幼的儿童会将父母的离异看作是自己的错误，大一点的儿童怀疑父母对自己的爱，青少年想法可能会偏激，

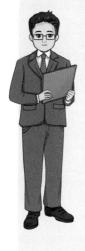

怀疑生活的意义，会影响未来婚恋、交友等亲密关系的建立。

帮助孩子重新构建各种关系。家庭破裂，孩子多数只能被动接受，无选择权。面临监护权的争夺，孩子不得不选择，而一旦选择，就意味着失去另一方，失去曾经的玩耍与陪伴。孩子会主观地认为父母并不爱自己、不尊重自己的意见，从而失去信任，变得无奈、伤心、痛苦。同时，孩子不得不接受家庭关系的改变，担心同学好友的闲言碎语，甚至担心父母再婚后要面临更复杂的家庭关系。

告诉孩子，父母的离异不会影响对孩子的爱，不是孩子的错，也并非孩子导致，最好能根据孩子的年龄告诉其父母离异的原因。

父母是孩子心中成长的榜样，离异后仍应相互尊重，不在孩子面前责骂对方，不贬低对方在孩子心中的形象。父母的情绪会传递影响到孩子。家庭破裂的父母会遭受强烈的恐惧、情感的混乱以及消极的情绪，挫败、失落、自尊下降、愤怒等坏情绪，直接影响孩子。

父母离异后，仍要负起定期陪伴和探视孩子的责任，给孩子坚实的支持和成长环境。因离异导致的社会关系的变化、经济收入减少、负面情绪更可能引起疾病，进一步加重经济、照料孩子的负担与社会地位的下降等，影响孩子成长。在孩子重要的时刻，如升学、结婚等重要时刻，父母应做好沟通。

（何笑笑）

41. 为什么**亲人离世** 会给人们带来**影响**

关键词

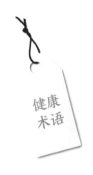

居丧 哀伤

亲人的离世，是真正关乎自身的丧失，尤其是突然的亲人意外离世，除了普通的伤心，甚至会给人造成持久的心理创伤。丧亲会导致绝望、愤怒/敌意、内疚、社会孤立、失控、沉思、身体的各种不适和对死亡的担心等。

健康术语

居丧

是指随着一个很重要的亲人死亡而产生的一段时间的哀伤反应。

哀伤

是一种精神或心理的状况，表现为心理痛苦和情感煎熬，是居丧的结果或预期。

丧亲后伤心、痛苦、思念的体验需要经过一段时间化解，才会逐步适应新的生活。哀伤是必要的，同时也要"勿以死伤生"，哀伤要有节制。

(1) 适当的送别仪式和情感宣泄：收拾亲人的遗物、参加葬礼、到墓地缅怀、和家人朋友相互倾诉、允许自己伤心哭泣哀悼亲人，都有利于思念、痛苦情绪的化解。

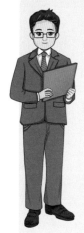

（2）**关注居丧的特殊人群：**不同年龄面对亲人离世的反应不同，儿童的心身尚处在发育中，面对哀伤可能会恐惧、害怕，造成的伤害可能最大。不同年龄的人离世对居丧人员的影响不同。孩子的离世几乎是个人哀伤的极限，配偶的离世对遗属带来的麻木、悲痛、空虚等是重大而深刻的，老年人更容易感受到孤独。

（3）**帮助解决丧亲者的具体困难：**丧亲者除了哀伤，还要面对个人、情感、经济、社会、职业、家庭以及社区问题等，帮助居丧的人解决实际的困难，也能最大程度减轻哀伤。

（4）**了解死亡的意义，理性地处理哀伤反应：**开设死亡教育课程、讨论关于死亡的哲学意义，都能帮助丧亲者客观体验哀伤、减少对死亡的担心。近年来，逐步发展的临终关怀，对处理居丧哀伤意义重大。

（5）**重新构建新的生活环境：**亲人离世，生前与其相关的生活内容需要去接手，重构生活。比如亲人离世前承担交水费、取暖费，负责清理家庭卫生等内容，亲人离世后就要独立去面对，重新适应新的模式。

（何笑笑）

42. 为什么有的人
长时间走不出哀伤

关键词

持续性哀伤 延迟性哀伤

　　时间是最好的疗愈，应对哀伤需要时间，多数人会经历否认、愤怒、妥协、痛苦再到接受的过程。每个人经历的哀伤事件、情感细腻的程度、信念、经验、可获取的资源不同，哀伤持续时间迥异。哀伤没有固定的模式和时间，同样经历转学、落榜、失业、患病、离异、被骗等哀伤事件，有些人立即出现哀伤，有些人数月后才体验哀伤，有些人能很快化悲痛为力量，有些则出现持续性哀伤。

　　走出哀伤，最重要的是重新构建生活的意义，建立新的目标，过好当下的生活。

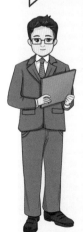

　　接受丧失是哀伤的过程，更是后期恢复和成长的必经过程。经历重大创伤事件后，一段时间会陷于负面的想法和情绪中，认识到哀悼的过程是最痛苦、最孤独、最绝望的阶段，同时应尽可能调动资源，避免陷入持续痛苦，相信时间会冲淡哀伤。若无法完成哀悼，无法进入恢复状态，存在持续的痛苦怀念、情感麻木、严重的分离焦虑，反复"闪回"关于死亡的画面和想法，孤独空虚，回避相关活动，导致兴趣丧失、饮食睡眠失调等，超过半年，则导致慢性哀伤。

　　改变延迟哀伤的不正确的认知和危害性的行为，

比如内疚、报复、自责、羞愧等情绪，原谅自己和哀伤相关的遗憾。识别激烈的、非黑即白、灾难性的想法，并及时纠正。减少使用烟、酒等有害性物质暂时缓解哀伤，尽量避免让哀伤更容易复发的因素。

处理"未尽"事宜。识别未经处理的哀伤，整理跟哀伤相关的物品，做好告别；转移注意，做一些具体的事情，比如收拾花草、运动、饲养宠物等与哀伤无关的活动。

恢复独立，重新适应新生活。锻炼再适应新环境的能力，保持对新生活的希望，将哀伤看作考验，将困难看作挑战。尤其对于丧偶的老年人，恢复独立的生活，能有效帮助其走出哀伤。

若居丧等创伤作为重大的刺激，诱发了抑郁、焦虑、创伤后应激障碍等病理状态，要及时到精神科或心身医学科就诊。

（何笑笑）

43. 为什么**亲人去世**需要**告知孩子**

有些人认为亲人去世时，不应让儿童接触与死亡有关的事，认为这样不吉利、没必要。然而，科学证据表明，丧失亲人的孩子被真诚地告知亲人死亡的消息，并一起参加哀悼，会帮助孩子更好地应对亲人去世的丧失。

孩子身体及心理均处在关键的发育阶段，个性尚未成熟，缺乏应对丧失的经验，容易导致对事情困惑和误解，在受到亲人离世的打击时，极易受伤害。大部分经历亲人死亡的成年人会把悲伤的经历正常化，然而经历父母或同胞去世的孩子则很可能表现出明显的居丧反应。

孩子对亲人去世的理解与成人是不同的，因此要从孩子的角度及心理发育阶段去理解孩子，帮助孩子尽快走出哀伤。

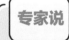

如何向孩子传递亲人去世的消息

确保消息准确无误；确保孩子有其他亲属稳定而长期的支持；做好环境、心理等准备，如在哪里传递、以怎样的情绪传递，当孩子不愿意参加哀悼活动时，不强迫孩子参加；同时传递希望与信心。

给孩子的抚养者以心理支持，帮助识别并抚慰孩子可能出现的问题。不同年龄段的孩子，遭遇亲人去世后的表现不同，如 1~3 岁的孩子表现为哭闹、咬手指等；4~6 岁的孩子会表现为愤怒、哭泣、内疚、身体不适或分离焦虑；7~10 岁的孩子出现学习时注意力不能集中、自卑、自残行为等；青春期的孩子表现出悲观、绝望、迷惘、抑郁、学业下降、吸烟饮酒等行为问题。

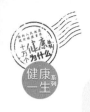

孩子应尽可能由家人或其他熟悉的人照料，并与学校建立联盟，及早提供熟悉的生活环境和生活方式。儿童会非常在意成人的反应与态度，反复询问与亲人去世相关的问题，因此不要在儿童面前表现过度恐惧和焦虑，确保解释前后一致，给孩子安全感。

指导孩子做放松训练；鼓励孩子表达感受；指导孩子在游戏中表达悲伤，通过角色扮演增加孩子对未来的信心。

（何笑笑）

44. 为什么**宠物走了会给主人带来伤痛**

现代人生活节奏增快，人与人之间的亲密度、依赖程度下降。饲养宠物，被赋予了更复杂的情感意义。如将宠物作为思念之人的替代，作为孤独感、安全感等的心理需求寄托，作为亲密关系的扮演者、遭遇人际伤痛后的疗愈者、培养孩子们的爱心与责任感的玩伴等。因此，主人在失去宠物时会产生深刻的丧失体验。

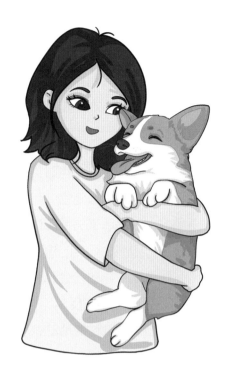

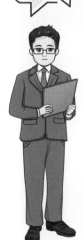

宠物，尤其是狗的忠诚历来被人们赞颂，"狗不嫌家贫""忠犬八公"的印象早已深入人心，狗对主人的绝对忠诚、保守主人的秘密，充分填补了主人亲密感、纯粹、安全感等心理需求，是对被背叛、被欺骗、厌烦人际复杂的极好疗愈。然而，宠物的寿命通常比人类短，因此主人很可能会遭遇宠物的丧失，老年、独居的人情感上容易过分依赖宠物，是需要特别关注的人群。

预期宠物的丧失，为建立新的关系做准备。对意外的或较惨烈的宠物离世，时间是最好的疗愈。

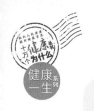

　　及时调整生活模式，避免陷入重复的回忆。如举办简单的送别仪式、用其他的活动填充原先给宠物喂食、带宠物散步、检查排泄物等生活内容，如运动、与亲朋好友旅行、清理原来宠物生活的房间，或者根据自己的感觉饲养新的宠物等。

　　宠物在离开时主人会产生与亲人去世时类似的居丧体验，通常经历短暂的伤心后，会常常想念跟宠物一起时的美好时刻并感到安慰。当出现以下反应，则提示丧失反应过度，需要专业的心理咨询师或到精神科就诊：如产生强烈的痛苦、内疚等情绪，保留宠物的遗物，甚至购置墓地，导致社会疏离；见到或提到宠物相关的任何事件，就出现强烈的哀伤反应，拒绝与周围人沟通、不再参与出门散步等与宠物共同度过的活动，恐惧再次饲养宠物等，国外已经出现宠物丧失咨询师的职业及民间的互助中心，专门帮助丧失宠物的人走出哀伤。

（何笑笑）

第四章

为心号脉，助人助己

一

望——神形兼顾

1. 为什么
变得**优柔寡断**？
可能是**抑郁**了

提到优柔寡断，大家最先想到的可能是性格问题，做事犹犹豫豫，有"选择困难症"，但是小伙伴们怎么也没想到，"优柔寡断，为什么就和抑郁症挂上钩了？"

根据世界卫生组织报告，2021 年全球抑郁症患者累计超过 3.5亿。抑郁症还有很多其他表现，如持续超过两周心情差，每天大部分时间都高兴不起来，闷闷不乐，郁郁寡欢，"不知道一天怎么打发""一天很难熬"，以前很感兴趣的事情，现在也觉得没趣了，"没有快乐的感觉"。如一位老饕告诉医生他在得抑郁症之后，吃美食变成了"味如嚼蜡"。有的人会表现出思维迟缓，感觉自己变笨了，"头脑锈了一样"。决策困难，优柔寡断，如上班是坐地铁还是打车，做选择会感到痛苦与焦虑。此外，还表现为睡眠差、入睡困难，或睡眠维持困难，稍有动静就会苏醒，或起床时间提早 2 小时以上。

专家说

优柔寡断到什么程度才需要就医

如果当事人明显痛苦，或社会功能、人际关系等受到损害，甚至有很强烈的放弃生命的想法、自杀观念或已做了一些自杀准备，或已有自伤行为等，需要果断就医。

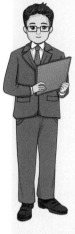

关键词

无欲无求 内心需求 动力激发

我不敢去精神科，不想戴"精神病"的帽子，可以自己调整吗

如上述症状较少，对日常生活工作影响较轻的轻度抑郁，没有消极想法及行为，可以尝试进行自我调节，如进行一定强度的有氧运动、呼吸放松练习，或进行心理咨询等，都是很好的改善病情方法。当然，还要密切观察，如有加重，应积极就医。

另外，到精神科就诊，不代表就是"精神病"。民间说的"精神病"，一般指精神分裂症，出现行为紊乱。很多首次就诊的人，也是做了很久的思想斗争，或是就诊后一直向医生解释，"我思维很清晰，不是疯子"，担心受到歧视。其实就诊就是一种自救的表现。医生会对就诊者的医疗信息保密，不会泄露隐私，更不会歧视任何人。

（张　丽　李凌江）

2. 为什么变得

对生活无欲无求了

提到无欲无求，大家可能会想到网络热词——"躺平"。这种现象可能在年轻人身上更容易出现。表现为对生活、学习、工作没有任何动力、欲望和要求。"内心毫无波澜"，没有"激情"、斗志与兴趣，"不想努力了"。对很多东西开始消极应对，看待周围的一切都很淡然，对未来也没有期待。当事人通常会"不管外界如何变化，我始终不变"，在行为上不会积极主动，给人以"懒散"的错觉。

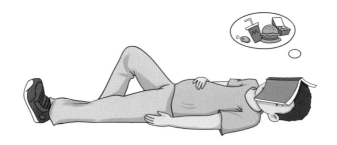

专家说

无欲无求的原因是什么

有可能是长时间的紧张工作，压力过大。由于家庭、财务或者健康等方面的问题而感到疲惫和不安，个人努力无法改变现状，因此产生无力感。也有可能是内心有矛盾，很困惑，无法抉择，或是觉得任何选择都会带来消极的结果，给人以挫折感。

怎样提高动力

首先，要了解自己的内心需求，进行动力激发。每个人内心都有一些需要被满足的情感，比如爱情、友情、成就感、尊重等。我们需要认真思考自己最需要的是什么，然后努力去满足它。如果你需要爱情，那么可以去寻找一个适合自己的伴侣；如果你需要成就感，那么可以去努力工作，争取更好的成绩。只有满足了自己的内心需求，才能感到快乐和满足。

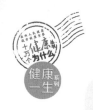

其次，我们需要学会放松和调节。生活中总有一些不如意的事情，我们需要学会面对和调节。比如，如果你在工作中遇到了挫折，你可以去运动或者与朋友聊天，甚至远行旅游，让自己放松一下，调整好状态再去面对工作。同时，我们也需要学会放慢生活的节奏，享受生活中的美好事物，比如阅读、音乐、美食等。只有放松和调节好自己，我们才能更好地面对生活的挑战。

如果同时出现了情绪上的明显变化，如每天大部分时间都有情绪上的极度低落，兴趣下降、动力下降，还伴有整日的哭泣，消极的想法，思维活动迟滞，工作学习的效率明显下降等，要警惕可能出现了抑郁症状，建议及时到专科医院就诊。

（张　丽　李凌江）

3. 为什么**大夏天也把自己裹得严严实实**

在生活中可能会看到一些人，夏天别人穿短衣短裤，而他仍感到手脚冰凉，穿着厚衣服和大棉袄。相反，有人觉得手心脚心很烫，全身潮热，冬天穿单衣，但测量体温正常。或者有些人担心裸露在外的皮肤会被污染，不分季节地把自己裹得严严实实，这类人需警惕可能有心理问题。

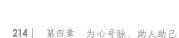

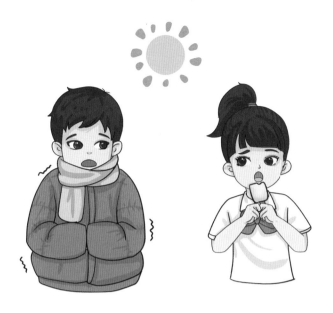

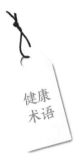

自主神经

又称植物神经，由交感神经和副交感神经组成，支配心肌、平滑肌及内脏活动和腺体（汗腺、泪腺等）分泌，以及睡眠、体温调节等。

专家说

留意心理问题

这些表现有可能是躯体忧虑障碍。可能表现为多种形式、多个部位的异常或不适。如胸闷、心悸、腹痛、腹胀、反酸，身体各个部位的疼痛，位置往往不固定；全身或四肢的麻木或刺痛感等。多伴有自主神经功能紊乱，如出汗、呕吐、呃逆、频繁稀便、尿频尿急、脸

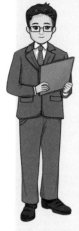

红、震颤、身体发冷或发热等。可伴有记忆力下降、注意力不集中等。反复就医，但检查结果不能解释其自身的难受程度。常在不同医院多个科室进行多次检查，服用多种药物，人力、物力、财力都有极大消耗，往往会因治疗效果欠佳，而加重对医生的不信任感。

有可能是强迫问题。担心被污染，不敢让自己暴露在自然环境中，出门会花费很多时间把自己裹紧，自己不能控制这些行为，可能还会伴有不敢开门窗、反复检查门窗是否关好，反复清洁，同时也会要求家人配合反复清洁等情况。

怎样帮助他们

理解痛苦，允许情绪的存在，不要做过多的抵抗，抵抗的结果是更加关注身体的不适、更关注外界一切微小的变化，症状会越明显，自己会越紧张。

维持日常生活规律，做必要的家务、和家人聊一聊有趣的事，养养花草，做些自己平时喜欢的事，转移注意力。

家人要给予更多的关爱，引导其做一些力所能及的事，让其感到被需要和控制感，避免简单呵斥，应陪伴其到专科医院进行心理方面的评估和检测。

（张　丽）

4. 为什么
总是**无缘无故发火**

不知道大家有无这样的经历，自己或家人在某段时间内特别容易发火，容易愤怒激惹。而发火似乎没有明确的原因或只是因为一些小事，事情的严重程度和发火的愤怒程度似乎不能匹配，严重者可能在发火的时候有冲动行为，攻击他人。

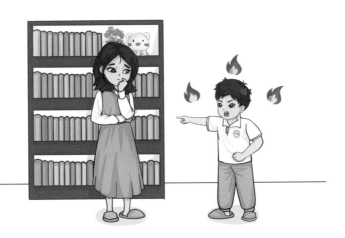

愤怒　发火

专家说

没有无缘无故的发火

突然的发火可能并不是对此次事件冲突的表达，而是既往的类似场景，所有事件带来的情绪的堆叠。如青少年会因家长不敲门进入房间而发火。回答是：曾经试图和家长好好沟通表达诉求，但家长总是忽略，

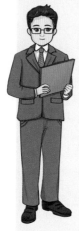

继续我行我素。随后这名青少年大发脾气，使用激烈手段，包括推搡、砸东西、摔门等，并认为"小时候爸妈就是这么打我，我只是在用小时候对待我的方式对待他们"，反而让父母正视自己的诉求，变得小心翼翼，对其"言听计从"。当事人发现这种方式能够有效解决问题时，以后便会常用类似的方式来应对困境。

怎样控制我们的愤怒

这种无故发火常会损伤人际、夫妻、亲子等关系，对当事人今后的工作、生活、学习通常不利。所以要学习对愤怒进行管理。

在将要愤怒或发生冲突时离开现场。进行呼吸放松训练，关注并留意自己的情绪，发生了什么事，我当下的想法是什么，我的情绪如何，我的反应/行为是什么，我的想法和情绪能否分开，我的情绪是否由此次单一事件引起。

寻找解决问题的技能，以及考虑冲突中不同行动方针的后果。

使用相反行为。在你感到愤怒时，采取跟情绪相反或不一致的行为，如友善的面部表情等。

在儿童青少年的愤怒管理中，还需家长参与。家长要有恰当的愤怒管理方法，同时要充当"教练"，通过表扬、关注和特权奖励等促进孩子习得新技能，并学习如何关注孩子的积极行为，为孩子的努力提供持续的强化。

（张　丽）

5. 为什么
生气就晕倒是心理问题

小伙伴们可能会发现，周围有这样一类人，一旦生气、激动或与人争吵时，会突然晕倒。但有的人在晕倒时，是有意识的，知道有人在喊他/她、掐他/她的人中，但是没有力气回应。晕倒和完全的意识丧失不同，当事人通常不会因摔倒而受重伤，多是靠着别人的身体或墙"软软地倒下"。这种生气晕倒的现象，不一定是心脑血管等脏器的问题，可能是心理问题，医学上称之为分离焦虑障碍，民间常称作"发癔症"。

生气就晕倒这类人有什么特点

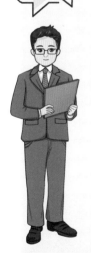

"癔症"是由明显的心理因素引起，表现为感觉障碍，运动障碍或意识改变状态。每次发作多有影响社会心理因素的事件，如与人争执，或有压力刺激，严重时被人暗示亦可诱发。感觉障碍表现为患者可以出现突发的失明或听力丧失，但是相应的检查未能发现异常。运动障碍可以表现为突发的偏瘫，无法行走，肢体活动困难等。体格检查及神经系统的检查未能发现问题。意识障碍表现为意识清晰度的下降，意识范围的狭窄等，症状经常突发，常至急诊紧急就诊，但未找出阳性发现。症状常反复发作，且较为单一。癔

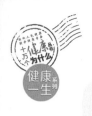

症发作有时会产生继发性获益。但是长期来看，这种发作其实是负面、不健康的。

怎么解决生气就晕倒这个问题

相对于症状的缓解，这些人更关注的是别人的态度。需要通过支持性心理治疗，积极关注其内心需要。同时与家人、朋友共同合作，减少晕倒行为的继发获益，如晕倒时，只留一人，保证其安全即可，其他人也不要一哄而上地围住，或表现出紧张焦虑的样子，不给予其负性强化，从而减少晕倒的次数。寻找到影响其的社会心理因素，增强应对能力。必要时联合药物治疗，如有明显的焦虑、抑郁情绪，明显的脾气大、激惹等，可以在精神心理科医生的指导下选择使用精神类的药物。

（张　丽）

6. 为什么**过度清洁**是**心理问题**

提到过度清洁，小伙伴们可能会觉得没有多大问题，一位有洁癖的家人，能保持家里干净，不是一件好事吗？但是小伙伴们怎么也没想到过度清洁可能是一种心理问题，是强迫症的一种表现。

关键词

过度清洁　强迫

强迫症指反复出现强迫观念和行为，尽管当事人觉得这些是没有必要、过头的，但无法控制，感到非常痛苦。如过度清洁的母亲，可能会反复洗手直至皮肤开裂出血；反复拖地打扫，使家里一尘不染。不仅对自己非常严格，也会苛求家人。要求丈夫和孩子到家把所有的外衣、鞋子全部在卫生间换下，才能进入卧室房间。如果某次未能遵守，会非常焦虑。这么做通常是为了减少"怕被污染、怕细菌、怕脏"想法导致的恐惧。

如何区别"爱干净"和强迫症的过度清洁

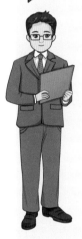

爱干净，或者轻微洁癖，是一种生活习惯，当事人愿意清洁家里，看到干净整洁的房间非常有成就感，不会觉得痛苦，也不太会苛求他人。而强迫症的过度清洁，又称强迫洗涤，当事人意识到行为的过头，但又因不能控制而痛苦，社会功能受损。如一位有强迫症的大学生，不想在室友面前暴露，只能在晚上室友熄灯后，才敢到洗手间仔细地洗澡，而且要遵循一定的程序。如果不小心被打断，则要重新再来。很多存在强迫洗涤的人常因过于严格的卫生习惯与家人发生冲突，让家人很困扰。

如何应对过度清洁

（1）避免过度压力：压力往往导致焦虑，为了缓解焦虑，会加重过度清洁。包括身体和日常压力事务。保持规律睡眠和饮食，可以减少身体不适的压力。

（2）做适当的打断：留意清洁过度的冲动，有意识暂停、

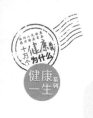

打断一下，转移到其他事情上，缓解冲动实施。

（3）家人支持帮助：避免争吵和训斥。留意没有过度清洁的状况，家人应给予积极认可，在其过度清洁时有意打断，而不要顺从。

（4）如过度清洁产生痛苦感，影响日常生活和人际关系，需要到精神心理科就诊。药物和心理治疗都是很好的治疗方式。

（张　丽）

7. 为什么**在人多的场合讲话总是紧张**

不知小伙伴们有没有这样的体验，在人多的场合上台讲话或自我介绍时，可能会出现汗流浃背，呼吸急促，心跳加快，口干舌燥，甚至声音、双手微微发抖的情况。轻度的紧张可能让我们更加专注，表现得更好。但是总是紧张，可能造成较大的挫折感，进而产生回避行为，找各种理由回避公开讲话的机会。比如表现优异的员工，得知升职成管理层后每周需公开进行周会报告，遂拒绝升职。这类小伙伴可能有些社交焦虑，就是民间常说的"害羞"。

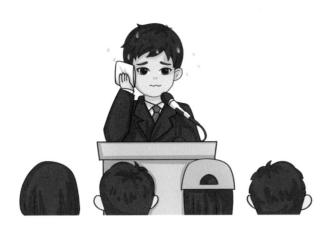

在人多的场合讲话紧张，其心理原因是什么

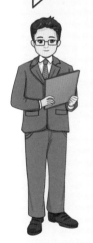

　　社交焦虑的当事人，会担心自己表现得不完美，在公共场合讲话时，别人的目光都盯着自己，害怕出错，担心别人的负面评价、挑剔、批评和指责，对出错的后果有灾难化认知，对讲话的结果抱有期待。

　　社交焦虑在普通人中较为常见。一般在人生的特殊阶段，如青春期、婚姻和职业改变时较为明显。适度的焦虑能让人做事更加专心，过度的焦虑则会让人无法集中注意力，导致办事效率下降，社会功能受损。

怎么让自己放松下来

　　介绍一些可以自我调适的方法。

　　（1）告诉自己上台讲话最主要的目的是传递信息，无论表现成什么样，只要将你想传递的信息传出，就达到目的了。台下

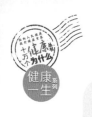

的听众也是为了接收信息的，人们会对信息的内容更感兴趣。

（2）回想自己以往的成就，不断给予自己掌控感。

（3）在上台发言或讲话前，把双手放在腹部，将注意力转移到呼吸上，留意、观察自己的呼吸，打断头脑中的思考。

（4）站在台上，关注自己讲话的内容而不是听众，听众的反应不一定与你有关。即使有关，那又怎么样，它不会阻断你的演讲。

（5）在平时亦可进行呼吸放松练习，并在练习过程中，集中注意力，关注自己的身体变化。建议在平时就勤加练习，如在安静的环境下，入睡前卧于床上时加以练习，这样在日常活动时便可以熟练使用该方法。

（6）必要时，及时向专业人员求助也是不错的选择。

（张　丽）

8. 为什么总是**担心门没锁好**

小伙伴们可能会有这样的困扰，在离开家时哪怕事先已经关门关窗，出了门却仍然担心家里的门没锁好，窗户没有关好，甚至要折返回家再检查一遍。有的人要反复拉几下确认门是否锁上。更有甚者，当事人已经无法离开家门，大半天的时间都站在门前检查。哪怕离开，仍反复询问家人，得到家人保证会稍微安心，过一会儿又重复询问，直至家人厌烦。这些可能是强迫症中强迫检查的表现。

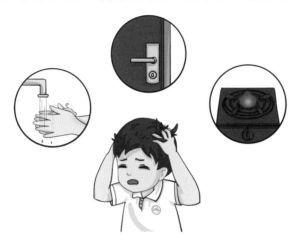

健康术语

5- 羟色胺选择性重摄取抑制剂

即 SSRI 类药物，通常包括舍曲林、帕罗西汀、氟西汀、氟伏沙明、西酞普兰。针对抑郁、强迫、焦虑等症状有较好的疗效。原理是提高中枢神经递质 5-羟色胺的浓度，以达到治疗目的。

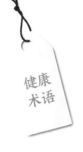

专家说 **为什么有人会有强迫检查的行为**

强迫检查其实是为了缓解强迫怀疑引发的焦虑而采取的动作。在检查完成后，担心焦虑的情绪暂时减轻，但通常不久后又会反复。这可能源于做锁门动作

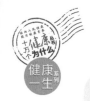

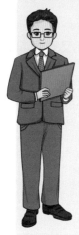

时，脑子在想别的事，根本没有在意锁门这回事，所以记不清是否已经锁了门。

但确实有些人在学习或工作时仍然不可控制地想着这些事情，从而导致工作效率下降。如学生在考试时每道题要检查数遍才能看下一道题，结果导致卷子始终做不完。自己不能控制，非常痛苦及焦虑。这就不再是心不在焉的问题，可能是心理问题。

怎样改善这种强迫检查行为

慢下来，避免一心二用，把日常经常做的锁门动作变成了自动的，不用经过大脑的行为，在锁门时，专注在当下，这样，事后才能回忆起锁门的行为。

有这样的担心时，问问自己：如果真的没锁门，最糟糕会出现什么状况？发生的概率有多高？真的发生了是否能接受或解决？最好的可能性是什么？最现实的呢？有什么补救措施？

但当你检查了，还是不放心，还要反复检查，可能就是较严重的心理问题，到专业机构求助是必要的。

周围人也许能够给予帮助，当遭遇负面或有压力的生活事件时，强迫检查的行为就会加重，经常会有不良的人际关系或导致家庭成员关系紧张。需要多了解心理健康知识，避免争吵或试图说服，要理解但不顺从其反复检查行为，当然，要鼓励和陪伴其到专业机构就诊。如需要治疗，药物加心理治疗是可以缓解症状的。

（张　丽）

9. 为什么
突然变得**亢奋**、**"自来熟"**
可能是病了

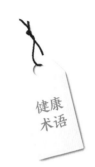

提到亢奋、"自来熟"，大家想到的可能不是坏事，变得开朗，没有社交上的困难，难道不是一件好事吗？但是小伙伴们怎么也没想到这种突然变得亢奋和"自来熟"，可能是一种精神心理疾病的表现，医学上称之为躁狂发作。

健康术语

自知力

指当事人对自己疾病的认识和理解能力。完整的自知力包括当事人知道自己得了什么疾病，知道这个疾病有哪些临床表现，愿意配合治疗。

亢奋　躁狂发作

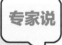

专家说

兴奋到什么程度才可能是躁狂发作

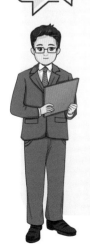

持续超过一周的莫名其妙地变得自我感觉良好，超出了平时的一般情绪状态。会觉得特别开心快乐，觉得自己能力增强，脑子好使，工作效率变得高，工作表现出色，富有"创造力"；食欲适量增加，睡眠需求少，精力旺盛，不觉得累；冲动消费增多，很能感染周围的人，让周围人也能开怀大笑，擅长人际交往，变成"自来熟"，这种情况可能是轻躁狂状态。

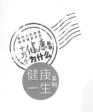

　　轻躁狂和正常的积极状态不是很容易区分。但轻躁狂有较明显开始变化的时间，正常的积极状态是一个人的常态。轻躁狂没有明显诱发事件，但正常的兴奋多有诱发事件可以被理解。可以通过询问"有没有感觉自己的情绪像坐过山车，忽高忽低，自己不能控制？""是不是莫名其妙感到兴奋？"等问题进行分辨。

生病了可以自我疗愈吗

　　轻躁狂对日常工作生活的影响不明显，不易被察觉。即使对日常生活影响不明显，但也需要及时到专业机构就诊，兴奋状态可能会发展为亢奋，甚至没有了自知力，或发展为抑郁状态，对日常生活和人际关系影响非常大。因此通常无法自行疗愈。

　　个人应该减少运动量和不必要的刺激，避免过度兴奋。保证充足的睡眠，避免过于劳累，加重病情。家人和朋友发现异常时，应给予积极关心，鼓励尽早就医。

（张　丽）

10. 为什么
没日没夜打游戏
是心理问题

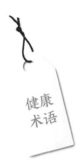

打游戏似乎是小伙伴们经常碰到的情况。但是有一个群体，他们会过度沉迷游戏，没日没夜，可以不吃、不喝、不睡，不去上学或工作，严重影响了日常生活，当家人试图干涉时，会爆发激烈冲突。这类人群可能存在游戏障碍，为一种精神心理疾病。常见的游戏障碍人群以男性、学龄期儿童、青少年多见，也是经常让父母头疼的难题。

世界卫生组织于 2018 年将游戏障碍添加到《国际疾病分类》第 11 版，属于精神卫生领域"由于成瘾行为造成的疾病"。游戏障碍的当事人，失去对游戏的自控能力，整日沉溺游戏，甚至成为每日唯一的活动。其他兴趣和日常活动都已让步于游戏。如果脱离游戏，则会感到焦虑、烦躁不安等。

健康术语

国际疾病分类

英文全称是"International Classification of Disease"（ICD），由世界卫生组织制定，对所有疾病进行统一的国际分类，每种疾病都有独特代码，目前已更新至第 11 版（ICD-11）。

游戏障碍　沉溺　自控能力

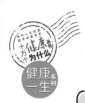

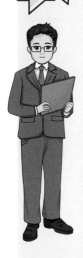

那些电竞玩家也花大量时间在打游戏上，甚至以它为职业，他们也有心理问题吗

游戏玩家，或者以电竞为职业者不能将其纳入游戏障碍的诊断。他们对游戏时间与自身精力的把控优于游戏障碍者，"他们知道什么时候要放下游戏"。电竞玩家没有不良的健康和行为问题，社会功能也没有损伤，因此不能划为心理疾病。

家长们该如何帮助游戏障碍的孩子

对游戏障碍的孩子，预防比治疗更为重要。在孩子较小的时候，就应建立规则感。约定游戏的时间，到达约定时间前 10 分钟就进行提醒，避免直接收手机引发冲突。如果孩子能按时主动上交，则鼓励表扬，正性强化该行为。

存在游戏障碍的孩子，在现实生活中挫折感较大，但在游戏中能获得胜利，获得满足感。应培养孩子更多的兴趣爱好，从中获得乐趣，逐渐替代掉手机游戏。

如果家长仍感到管理困难，可以寻求精神心理科医生的协助，心理治疗对游戏障碍者有一定效果。

（张　丽）

11. 为什么"高冷"可能是社交问题

我们有时遇见一些"高冷"的人，展现出生人勿扰的姿态，公共场合表现沉闷，不爱说话，看起来冷漠疏离、难以接近，或是让人觉得居高临下、不好相处。"高冷"的人可能会因为这种社交问题而受到影响，从而导致一系列的心理和情感问题。

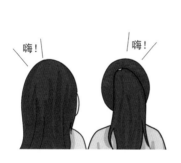
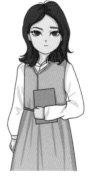

"高冷"的原因是什么

"高冷"一词通常用于形容一种人际关系问题，可能是由人格特质所导致的。许多"高冷"的人具有一种内向、独立、自我为中心的人格特质，他们倾向于独立思考、自我反省和追求个人成长。这种特质可能会使他们显得冷漠和不易接近，从而导致一些社交问题。这并不意味着他们不喜欢与他人交往，而是因为

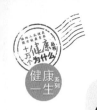

他们有可能很难轻易地表达自己。

其次可能是由社会环境所导致的。在一个复杂、竞争激烈、信息爆炸的社会中，"高冷"可能成为一种应对压力的方式。这些人可能会通过疏离、冷漠的方式来保护自己，避免受到他人的伤害。

无论是人格特质还是社会环境，"高冷"都可能会对心理产生影响。首先，可能导致一些情感问题。如出现孤独、焦虑、抑郁、无助等负面情绪。他们可能很难表达自己的情感和需求，从而导致内心的痛苦和困惑。此外，这些人可能会面临一些人际冲突，因为他们难以和他人建立亲密关系，很难理解他人的想法和需求，从而导致人际矛盾。

怎样改善社交中的"高冷"问题

多参加社交活动，展示自己的兴趣爱好和优点，增加互动和交流。同时，学习倾听，尝试理解和关心他人，建立亲密关系。学习社交和沟通技巧，提高自信自尊。学习社交技巧包括：如何打招呼、如何引导话题、如何表达自己、如何倾听、如何适时地给别人帮助等。这些技巧可以通过观察他人的行为、参加社交培训、阅读相关书籍等途径学习。"高冷"问题可能与个人的心理问题有关，比如社交焦虑症、自卑、恐惧等，可以寻求心理咨询和支持。

（张　丽）

12. 为什么孩子一上学就会身体不舒服

家里有孩子的朋友们是否注意到，有的小朋友一到上学就会身体不舒服，头痛、腹痛、牙痛、恶心、呕吐等，老师也会打电话让带去医院检查，但是检查一遍又没什么大问题。回家后则上述症状又消失不见。通常在周一上学或节假日后将要开学时发生。如果太过频繁，影响了学习及日常生活，那么小朋友可能出现了焦虑症状。

关键词

焦虑　分离性焦虑

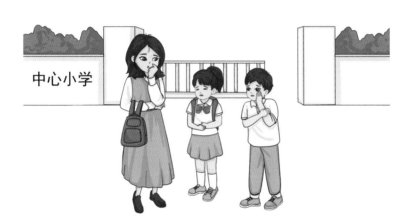

中心小学

专家说

小朋友的焦虑症状还有哪些

小朋友（特指儿童青少年）的焦虑，以过分的紧张、担心、害怕为主要表现，小朋友会表现得爱哭、烦躁、易激惹。对一些事物有过分的担心，如担心自

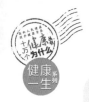
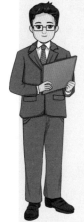

己的学业、伙伴关系，担心自己做得不够让人满意。家长会觉得孩子易发脾气，不易安抚，甚至需要父母一再地安慰和保证，以及退缩、用各种借口不上学。

小朋友的躯体症状会涉及全身各个系统，如心慌、呼吸急促、恶心、呕吐、头痛、失眠、肌肉紧张、疲劳出汗等，以头痛和腹痛最常见。常在上学日的清晨或前一天晚上出现。有些患儿辗转在医院的各个科室，误诊率较高。

一些儿童青少年可能存在分离性焦虑。当和家人或主要抚养人分开时会表现焦虑。刚上幼儿园的小朋友会表现得非常明显。小朋友（5~8岁）因担心父母或主要依恋者受到伤害，担心自己再也见不到家人而拒绝入学。稍大一点的儿童（6~12岁）则在分离时非常苦恼。青少年则表现为躯体不适和拒绝上学。

小朋友的焦虑症状怎么缓解

以心理治疗为主，通常无须药物治疗。帮助父母或主要抚养人理解家庭关系对小朋友情绪的影响。教育父母对儿童的一些积极行为给予正性强化，如强化患儿的独立行为。对不依从的行为不予处罚，减少来自家庭的压力，充分给予患儿情感支持。同时还需要与老师沟通，调整应对方式，不采取惩罚和呵斥的方式，减轻患儿的心理负担。

（张　丽）

13. 为什么

青春期的孩子
变得**与父母"疏远了"**

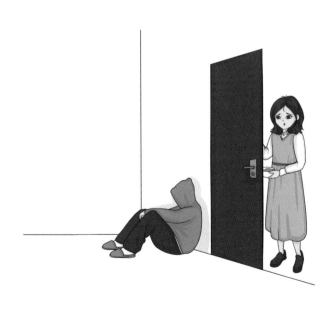

　　在孩子进入青春期后，父母常发现孩子变得不爱与自己交流了，可以和同学叽叽喳喳，回到家就把自己关在屋子里。吃饭的时候才会出来，吃完饭，又一头扎进自己的屋子。不准家长进自己的小屋打扫整理，家长没法知道孩子在屋子里做什么。如果家长失去耐性，批评指责或强行进入，极大可能增加亲子冲突，造成"家庭革命"。

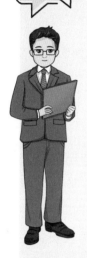

为什么孩子小时候很乖，青春期变化这么大

小学时孩子可能会把父母当成自己的榜样，父母要求往东，绝不敢往西。而青春期，身体会迎来发育高峰，第二性征也日趋明显。接触了更多的知识，独立自主性、价值观、世界观在逐渐形成，领地意识也不断增强，要求自己的独立空间。与父母产生认知差异，发现父母并非无所不能，父母的榜样力量在下降。不愿意和父母交流，或是觉得在父母这里得不到支持，觉得父母的叮嘱与管教"很啰唆，让人火大"。或谈话时得到的指责较多，挫折感较强，干脆避开父母。

家长该怎么做

青少年与成人相比更易冲动，不计后果，要注意接触时的方式方法。比如，在孩子进入青春期前就要有所准备，和孩子建立良好健康的亲子关系。耐心听完孩子讲话，不要打断而急于表达自己的观点。先对孩子倾诉的行为表示肯定，如"谢谢你愿意将你的想法告诉我"。即便不认同，也尽量用中性的语言陈述自己的看法，避免使用冲击性语言，如"你怎么那么笨""你就是不如别人"。

保持适当距离，给孩子相对独立的空间，不用事无巨细地介入孩子的生活。让孩子有自主感，让他／她觉得"我是可以掌控自己的生活的"，这样反而能调动学习、生活的积极性。父母需要关注孩子，但不"过于关注"。父母应将注意力转移到丰富的生活上，自然会降低对孩子的过多掌控。

（张　丽）

14. 为什么

青春期的孩子
容易喜怒无常

家长常发现进入青春期的孩子易喜怒无常，情绪变化快。"突然就不高兴了，有时候又挺乐呵呵的，人来疯"。家长觉得和孩子沟通特别困难，讲话要小心翼翼，"不知道哪句话就会让他／她不高兴"。

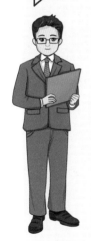

青春期是一个过渡时期，无论是身体、心理、内分泌都面临着巨大的变化，情绪起伏波动较多，表现为情绪变化迅速、反应快、平息也快，情绪维持时间较短和喜怒无常，更倾向于冒险、冲动和寻求新的体验。往往用"狂野"来形容这一时期。青春期的孩子充满独立与依赖的矛盾，希望独立做决定，但依赖别人或环境，问题解决能力尚处于不足的阶段。在遇到问题时，多关注问题本身而不是解决问题的方案和途径，缺少对未来或结果的考虑。

家长怎么才能和孩子有效沟通

家长可与孩子进行非暴力沟通。避免不良的亲子沟通模式，哪怕孩子的表现不符合家长的价值观，也不给他／她贴上错误标签。不拿孩子与别人比较，比较也是一种批判的方式。避免用命

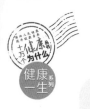

令或威胁的方式进行沟通，如"你必须这么做"。倾听孩子的想法，在孩子诉说时不打断，不急于表达自己的想法。留意自己和孩子的互动模式，如意识到哪种沟通方式让孩子有较大的情绪反应，那下次再做调整。客观地描述观察的现象，不加批判。表达因这种客观现象而出现的内心感受。如孩子晚上 11 点仍未回家，容易引起冲突的沟通是"你怎么这么晚还不回来，肯定是跑到网吧里去了"。而非暴力沟通的方式则是："你平时下完晚自习 10 点就能到家了，今天 11 点才到家，中途我给你打了三四个电话都没有接通，我很担心你，你是不是遇到了什么事情？"

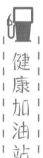

健康加油站

非暴力沟通

马歇尔·卢森堡博士发现的一种沟通方式，依照这种方式谈话和聆听，能使人情谊相通、和谐相处。非暴力沟通四要素包括：留意发生的事情、表达感受、哪些需要导致那样的感受、具体请求。适用于各种沟通场景。

（张 丽）

15. 为什么
到哪儿都感觉紧张

有很多人在学习和生活中，不管走到哪里都会感到很紧张，不知所措，出现心慌、胸闷、气短、口干、出汗、肌紧张性震颤、颤抖、颜面潮红或苍白等症状。稍微遇到一些事情就会觉得浑身不自在。这些症状在医学上称为焦虑，但焦虑并不意味着都是有临床意义的病理情绪，在应激面前适度的焦虑具有积极的意义，它可以充分地调动身体各脏器的功能，适度提高大脑的反应速度和警觉性。如果出现了过度的紧张，严重地影响自己的学习和生活，我们就需要进一步进行干预。

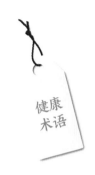

健康术语

正念

有意识地、此时此刻地、不评判地自我觉察。由乔·卡巴金博士等学者改良和整合为当代心理治疗中重要的概念和技术之一。

如何把握紧张的度？什么情况下要进行干预

病理性焦虑，是指持续的无具体原因地感到紧张不安，或无现实依据地预感到灾难、威胁或大祸临头感，伴有明显的自主神经功能紊乱及运动性不安。

以下情况需引起重视：①焦虑情绪的强度并无现实的基础或与现实的威胁明显不相称。②焦虑导致精

关键词

焦虑 紧张 干预

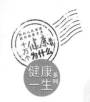

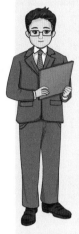

神痛苦和自我效能的下降。③这种情绪相对持久，并不随客观问题的解决而消失。④预感到灾难或不幸的痛苦体验。持续出现上述问题，一定不能讳疾忌医，需到专业机构进行进一步检查。

如何进行调整

（1）**听音乐：**在紧张的时候听一些舒缓的、让自己放松的音乐，达到全身心的放松，也可以通过唱歌来缓解自己的不适感。

（2）**做运动：**坚持每天运动半小时左右，运动可以让大家在排出汗水的同时，使情绪得到释放，整个人会感到轻松和自在，运动能够调节人体的各种激素，以达到最佳状态，使身体这个内部生态系统充满能量和活力。

（3）**练正念：**很多研究表明，我们的大脑是可以通过训练变得平静、专注和富有觉察力的，专注当下，停止大脑的"自动驾驶"模式，可以让我们的情绪更加稳定、做事更加专注。

（徐 献 李卫晖）

二

闻——"言外之音"

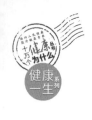

16. 为什么要留意 "言外之音"

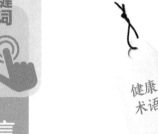

关系妄想

是指坚信周围环境中所发生的与自己无关的事情均与自己有关。

"读书要读文外之意,听话要听言外之音",语言是一种创造性的媒介,反映了我们的思想和信念。在人际交往的过程中,要听出别人的"言外之音",不光要深思熟虑,还要善于察言观色,更要善于揣摩对方的心理,了解人情世故,学会站在对方的角度想问题,把握好这两点,就不难听出对方的"言外之音",洞悉人情世故。

专家说

如何留意"言外之音"

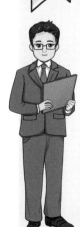

(1)**由话题知心理**:如果要明白对方的性格、气质和想法,最容易着手的地方,就是观察话题与说话者本身的相关状况,从这里能获得很多的信息。

(2)**在措辞习惯中流露出的"秘密"**:语言表明出身。语言除了社会的、阶层的或地理上的差别,还有因个人的水平而出现差别的心理性的措辞。通过分析措辞常常就可以大体上看出这个人的真实形象。

（3）说话方式能反映真实想法：一般来说，一个人的感情或意见都在说话方式里表现得清清楚楚，只要仔细揣摩，即使是弦外之音也能从说话的帘幕下逐渐透露出来。

怎样留意"言外之音"

（1）说话快慢是破解深层心理的关键：如果对于某人心怀不满，或者持有敌意态度时，许多人的说话速度会变得快速。如果有愧于心或者说谎时，说话的速度自然就会迟缓起来。

（2）从音调的抑扬顿挫中看破对方心理：当两个人意见相左时，一个人提高说话的音调，即表示他/她想压倒对方。对于那种心怀企图的人，他/她说话时就会有意地抑扬顿挫，制造一种与众不同的感觉。

（3）从听话方式看破对方心理：构成谈话的前提包括了说话者与听话者。我们可以根据对方对自己说话后的各种反应，来突破对方的深层心理。能够准确地捕捉对方的"言外之音"是一个人办事能力的体现。

（徐　献　李卫晖）

17. 为什么有些人
总说没意思

随着生活节奏越来越快，除了上班和学习的压力外，剩下的生活你是不是越来越觉得没有什么意思了？以前喜欢到骨子里的事情，现在都不想去做了，比如以前喜欢出去旅游，现在不想了；以前喜欢去做美甲，现在也觉得没什么意思；以前喜欢跟三五个朋友一起聊天喝酒，现在哪里都不想去；有些人甚至会觉得起床和吃饭都很为难。

专家说

我们为什么会感觉到没意思

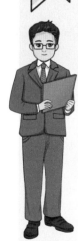

"无聊是对行动的召唤，是大脑向我们发出的信号，提醒我们需要更加投入，无聊将我们推向更有意义的行动。"我们大部分的时间都是在与手机等电子产品打交道，以至于我们一旦不用手机，回归到单一的现实生活中，就会感到空虚和落寞。我们的兴趣阈值被拉到了最大，社交减少，经常沉浸在自己的世界里，把手机等电子产品当作是自己的精神寄托，再加上忙碌的生活和高强度的工作，一成不变的生活轨迹让我们觉得很无趣。还有一种可能就是，自己的神经递质发生了变化，出现了一系列的抑郁症状。

如果感到无聊怎么办

（1）**分析自己感到无聊的原因**：将自认为导致无聊的原因进行罗列，然后一条一条地分析、解决问题，找到自己感到没意思的节点。

（2）**寻找自己的人生意义**：思考一下自己最理想的人生状态是什么，然后树立几个阶段性的目标，分阶段实现目标，并且去做一些让自己身心愉悦的事情。

（3）**给自己的生活添加一点色彩**：尝试着去做自己没做过的事，接受新的事物给自己带来的快乐。

（4）**寻求专业人士的帮助**：如果这种"没意思"自我调节无效，可能是自己生病了，需寻求专业的精神科医师的帮助，通过心理治疗及药物的方式帮助自己。

（徐 献 李卫晖）

关键词

疲劳 压力 放松

18. 为什么
有些人**总是喊累**

在平淡的生活中，会有来自工作、家庭、社会的各种压力，导致我们的疲劳感越来越强，逐渐出现记忆力减退、精力下降、食欲减退、睡眠质量差等情况。总是会听到如"好累呀，感觉身体被掏空"的言语，经常就是晚上睡不着、早上睡不醒，疲劳感吞噬着整个身体，根本无法集中注意力干活，记忆力也跟着减退，全身都处于紧绷状态。

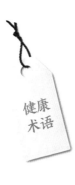

神经递质

神经递质是大脑内部的一种物质，每一种都发挥着自己独特的作用，导向不同的行为、思想和情感。神经递质对于人的认知能力，情绪、行为等方面起着很重要的作用。

为什么会出现"总是喊累"的情况

睡眠质量差，生活作息不规律，熬夜时间多。

（1）**营养不足**：总是凑合着吃个盒饭，不注意营养的搭配。

（2）**慢性压力**：慢性压力可能会导致大脑的结构和功能变化，引起体内神经递质的失衡等，在机体上表现为疲劳等状态。

（3）**水分缺失**：大多数人每日饮水量太少，人体的一大半都是由水构成的，失水时，就会有一些不适的反应。

总是感觉到累该怎么办

规律作息，营养平衡，保证睡眠充足是缓解疲劳的基础。

（1）**找到感到累的原因：**首先一定要找到原因，然后尽可能地消除它。

（2）**合理宣泄：**感到累是无法避免的，生活处处都是压力，我们可以找信任的人倾诉，或者通过运动、唱歌、哭泣等方法将自己的情绪发泄出来。

（3）**深呼吸：**当你感觉到自己压力很大的时候，最快使自己平静下来的方法就是做深呼吸，深呼吸可以让你的胸腔及肺部打开，体内的氧气会注入更多，从而让你更加精力充沛。

（4）**适量的运动：**当我们感觉到很累的时候，或许花 20 分钟左右的时间运动一下，可以让自己的身体达到最佳的状态。

（5）**按摩解压法：**简单的自我按摩。如用拇指压按太阳穴，做眼保健操，包括用拇指和食指提捏后颈部等动作，也可以跟自己的小伙伴互相揉揉肩、捶捶背。

（6）**寻求专业人士的帮助：**如果无法自行调整，可以寻求专业的精神科医师的帮助，通过心理治疗及药物的方式帮助自己。

（徐　献　李卫晖）

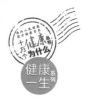

19. 为什么有些人
总是抱怨

关键词

抱怨 负面情绪 抑郁

人生不如意事十之八九，每个人都有着各自的烦恼，在生活中我们能听到各种各样的抱怨，比如父母抱怨孩子的不听话，夫妻抱怨对方的坏习惯，下属抱怨上司的刁难，等等。但面对相同的窘境时，有的人泰然自若，有的人则抱怨连篇，为什么有些人总是抱怨呢？抱怨背后是不满情绪，愿望、诉求没有被满足，是排遣负面情绪的一种方式，但过度抱怨心中的不满会带有攻击性，本质上也是在用负面情绪对待身边的人和事，会使周围人的情绪受影响，这并不是解决问题的方法，久而久之很容易形成一种恶性循环，导致人际关系恶化，甚至产生抑郁情绪。

专家说

如何做到少抱怨

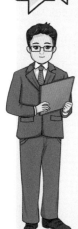

（1）**正视自己的问题**：抱怨是在指责，但同时也在逃避自己的问题。人无完人，我们要勇于承认自己的不足，正视生活中的困难，从而提升自己、战胜困难。鲁迅曾说："必须敢于正视，这才可望敢想、敢说、敢做、敢当。"

（2）**适当发泄负面情绪**：给自己选几种合适的发泄方式，比如唱歌、运动或者找朋友诉说心中的不快，将负面情绪释放出来，给自己"松口气"。

（3）**保持积极的心态**：生活就像一面镜子，你怎么面对它，它就怎么对待你。凡事都不是绝对的，换个角度看待生活的不如意，可能会有意外的收获。心理学家阿尔伯特·埃利斯的"情绪 ABC 理论"认为，"促使一个人作出反应和产生感觉的是对于事件的看法而不是事件本身"。正所谓，"日出东海落西山，愁也一天，喜也一天；遇事不钻牛角尖，人也舒坦，心也舒坦"。

面对抱怨的人该如何应对

理解接纳抱怨背后的需求。尝试了解问题所在，引导并了解其对问题的看法，如"这个问题你是怎么想的？你希望用什么方法解决？"感受到被理解、被倾听，抱怨就会减少。

如果抱怨使你的情绪受到较大影响，暂时远离抱怨者，避免受到更多的影响。

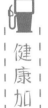

健康加油站

情绪的功能

很多人害怕情绪，特别是被标上负面的情绪，但情绪是有作用的。情绪可以引发与他人沟通的行为及激励自身的行为，可以影响和控制他人的行为，也可以告诉我们正在发生某事的讯号或警戒。

（陈泓宇　李卫晖）

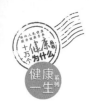

20. 为什么有些人
总是说自己不行

自卑　抑郁

"我不行""我做不了"，平时经常能听到这样的话语，为什么有些人总是说自己不行呢？这可能是一种自卑的表现，也是逃避困难的一种表现。有的人总认为自己不行，没有自信心，低估了自己的能力，甚至产生了心理问题。阿尔弗雷德·阿德勒认为，"人格是在战胜自卑和追求优越的过程中形成发展的，自卑促使人们去努力克服自卑，追求成功，成为人格发展的动力。但是，若被自卑所击倒，则产生自卑情绪，导致神经症人格，抑郁、悲观、消沉"。

专家说

抑郁时的自卑是什么表现

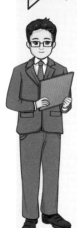

抑郁时除了有情绪低落、兴趣减退、快感缺失等核心症状，同时会产生"三无"症状，即无用、无助与无望。其中无用就是我们口中的自卑，自我评价低，认为自己一无是处、否定自己，认为自己只会给别人带来麻烦，认为别人也不会在乎自己。

如何树立自信心

有这样一个有趣的实验：在一个玻璃杯里放进一只跳蚤，跳蚤每次都能轻易地跳出来。之后实验者在杯子上加一个玻璃盖子，当跳蚤再跳的时候被挡了回去。可是它并不甘心，继续尝试跳出杯子，但每次均以失败告终。一段时间后，当玻璃盖子取下来时，跳蚤再也不会往外跳了。跳蚤并没有丧失跳跃的能力，而是一次次的失败让它丧失了信心。自信是成功的基础，那如何树立自信心呢？

首先，我们要正视自己的缺点，发现自己的优点，"有则改之，无则加勉"。其次，脚踏实地，勇敢面对困难。凡事脚踏实地，一步一个脚印，敢于尝试，不怕失败，自信是通过时间建立的，不要急于一时。

健康加油站

自我效能感理论

阿尔伯特·班杜拉的自我效能感理论认为，自我效能感是对自己的能力进行衡量与评价的结果，而这种结果又能调节人们对行为的选择、投入努力的大小，并且决定他们在特定任务中所表现出的能力。高自我效能感将产生出足以争取成功的努力，成功的结果会进一步强化自我成功的期望；低自我效能感可能造成提前停止努力，导致失败的结果，并由此削弱对自己胜任力的期望。

（陈泓宇　李卫晖）

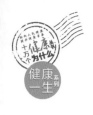

21. 为什么有些人
总是说"烦死了"

　　"烦死了、烦死了",这是你的口头禅吗?在当今社会,每个人都面临着来自学习、生活、工作等各方面的压力,有时这些压力就像一座座大山,压得人们喘不过气来,人们便以此诉说心中的不快。当这种情绪难以调节时,人们会出现持续的烦躁、易怒、紧张,并伴有失眠、多梦等症状,同时伴有心慌、胸闷、头痛等躯体症状。但这也有可能是身体在给我们"敲警钟",内分泌疾病也会导致情绪不稳、心情烦躁。

专家说　情绪与内分泌系统的关系

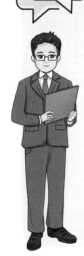

　　内分泌系统由内分泌腺和分布于其他器官的内分泌细胞组成,维持和调节人体的生命运动和神经活动,保持人的正常感觉、反射和思考,是人体精神活动的物质基础。最早被人们所了解的就是甲状腺对情绪的影响:甲状腺功能亢进会引起烦躁、易怒、情绪不稳等;而甲状腺功能减退则会引起情绪低落,甚至产生自杀倾向等。除此之外,肾上腺分泌的激素也在激活和维持情绪方面起主要作用。

如何摆脱烦躁情绪

（1）**暗示调节：**自我暗示，即通过内部语言来提醒和安慰自己，如提醒自己不要灰心、不要着急，自己可以的，等等，以此来缓解心理压力，调节不良情绪。

（2）**呼吸调节：**通过某种特定的呼吸方法，来摆脱精神紧张和烦躁情绪等。比如紧张时采用深呼吸的方法可减缓紧张感，平时也可以到空气新鲜的大自然中去做呼吸训练。

（3）**放松调节：**主要是通过对身体各部位主要肌肉的系统放松练习，抑制伴随紧张而产生的血压升高、头痛以及手脚冒汗等生理反应，从而减轻心理上的压力和烦躁情绪。

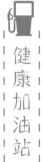

健
康
加
油
站

情感与情绪的区别与联系

情感是指与人的社会性需要相联系的体验，具有稳定性、持久性，不一定有明显的外部表现；情绪主要指与人的自然性需要相联系的体验，具有情景性、暂时性和明显的外部表现，如喜怒哀乐。情感是在多次情绪体验的基础上形成的，并通过情绪表现出来，但同时情绪的表现和变化受已形成的情感的制约。

（陈泓宇　李卫晖）

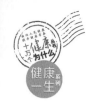

22. 为什么有些人
总是认为别人针对自己

有些人总是有这样一种感觉：认为有人针对自己，别人的一个动作、一个眼神甚至是说话的语气都会让他/她觉得是和自己有关系，都在暗戳戳地针对自己，即使是面对陌生人也不例外；平时看到的文字，听到的广播之类的也会认为他们是在含沙射影。有人说这就只是比较敏感，还有人说这是妄想，是"精神病"。那么这两者有什么区别呢？

敏感是一种性格特点，相关的内容一般是有现实根据的；妄想是指坚信自己的某些推理和判断，它既不符合客观现实，也不符合认知水平，但本人坚信不疑。妄想有多种表现形式，其中主要"认为别人针对自己"的这一类型，我们称之为关系妄想。

敏感是"病"吗

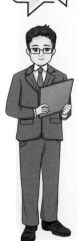

敏感指感觉敏锐，有敏感特质的人们有丰富的感知能力、善于察觉他人的情绪变化、有较强的共情能力。但凡事都有两面性，敏感也可能给我们带来伤害：在生理上过于敏感的人，身体上很容易感受到来自外界的刺激，长期如此，有可能会产生躯体的不适。在精神上过于敏感的人，总是会因为一些鸡毛蒜皮的小事而闷闷不乐，甚至影响自己的人际交往和日常生活，从而产生焦虑、抑郁的情绪。

关系妄想常见于哪些心理疾病

关系妄想是指将周围发生的一些和自己没有关系的事情或现象坚信地认为和自己有关,内容多对本人不利,经常与被害妄想(毫无根据地坚信别人在迫害他/她及其家人)一起出现,也可发生于钟情妄想(坚信自己受到某个或多个异性的爱恋,即使遭到拒绝仍反复纠缠不休)、嫉妒妄想(坚信配偶不忠,采取各种方式寻找证据,即使不能证实也坚信如故)的前后,主要见于精神分裂症、心境障碍、妄想性障碍、器质性精神障碍及精神活性物质所致精神障碍等。

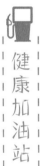

健康加油站

如何识别妄想

妄想的内容往往与事实不符,缺乏客观现实基础,但本人仍坚信不疑;妄想内容的表达与文化背景和个人经历相关;其内容与本人,且与个人利害攸关。但当其病理性观念未达到坚信不疑的程度时,则称为妄想观念,如牵连观念、被害观念等。

(陈泓宇　李卫晖)

23. 为什么
总是害怕自己会死掉

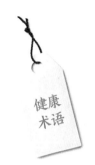

健康术语

恐惧症

本质上就是高度焦虑，是指人们在面对外界某些情境、物体，或与人交往时，产生异乎寻常的恐惧与紧张不安，可出现多汗、心悸、恶心、无力甚至晕厥等症状，并想通过回避行为来缓解这种焦虑情绪。

"有生者必有死，有始者必有终"，但中国人对"死亡"始终保持相对负面的态度，甚至不能在言语中提及"死亡"一词甚至与之相关的事物。人们对"死亡"的讳莫如深，使人们面对"死亡"时表现出不同程度的恐惧。可能是面对未知的恐惧，可能是惧怕病痛的恐惧，亦可能是与亲人分离的恐惧，当这种恐惧强烈到自己无法控制时，就会导致心理和身体上的双重煎熬，我们称之为"恐惧症"。

如何克服恐惧

（1）**承认并接受恐惧**：恐惧是每个人都不能避免的情绪，我们要接受自己的恐惧情绪。只有放下抗拒，才能面对恐惧的真正问题。

（2）**带着恐惧前行**：马克·吐温曾说："有勇气并不是没有畏惧，而是要不顾畏惧的存在去行动。"

（3）积极与自我对话：可以问问自己，"我恐惧的是什么？恐惧的事情马上会发生吗？我能应对或接受吗？如果现在不会发生，我能做的是什么？"

（4）与信任的人分享：分享可以获得支持，拉近彼此的关系，释放紧张的情绪。

（5）严重者可到医院就诊：恐惧症的治疗主要包括心理治疗和药物治疗。

健康加油站

恐惧症的心理治疗方法

暴露疗法	使其主动接触能引发恐惧的刺激，并保持这种接触直到认识到预期的负性结果没有发生，也就是习惯恐惧
行为分析治疗	诱发产生焦虑、恐惧的具体情境，来分析患者的生理、心理、情绪、行为之间的关联模式，从而指导行为治疗
认知疗法	改变不合理的认知观念，从而缓解患者的焦虑情绪

（陈泓宇　李卫晖）

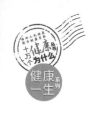

24. 为什么有些人
总把"死"挂在嘴边

中国人常忌讳谈论"死亡",但生活中有时会遇到一些人常说自己"想死"。比如生活压力超载的时候,或是缺乏生命意识的未成年人要求未得到满足时,或者是患心理疾病充满莫名的悲观消极时,等等。自杀想法常伴随抱怨、悲伤等负面情绪及消极的生活态度,"满满的负能量"常常让身边的人倍感压力,难以理解,觉得是在"无病呻吟,博取关注",有时会采取情感忽视或躲避抵触的方式与其渐行渐远。史铁生曾言:"一个拿死说来说去的人,以我的经验来看,其实并不是真的想死……而是还在渴望爱。"很多情况下,自杀想法的表达代表在以一种不健康的心理状态渴望关爱,而对生病的心灵来说,它更可能是一种求救信号,控诉的同时也代表一种生存的本能。无视这种预警,有时会面临不可挽回的伤害甚至生命危险。

自杀想法常见于哪些疾病

自杀是由外界环境和自身情况综合导致的致命性自伤行为。其先由自杀意念发展而来,并逐步进展为有一定计划的自杀企图,最终进行自杀行为。精神障碍是主要危险因素,其中与自杀行为关联性较高的病种有双相情感障碍、重性抑郁、心境恶劣、精神分裂症、疼痛障碍、特殊恐怖、创伤后应激障碍、酒精依赖。

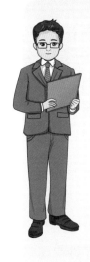

自己或身边人产生了自杀想法怎么办

对产生自杀想法的人不能漠然置之，而要及时介入，认真干预。有自杀倾向的个体，在一定时段内，在面临现实挫折和内心冲突的情况下，生死欲望的博弈是处在动态变化之中的。平时要建立及时有效的沟通，及早发现自杀征兆。交流中引导个体充分宣泄不良情绪，回归理性，然后逐渐引导当事人重新作出选择，必要时应采取救护性强制干预。对于存在反复自杀的想法，持续时间及严重程度影响到日常生活和工作的个体应及时就医，完善心理状态评估，必要者可进行心理治疗、药物或物理干预等措施，避免不良后果的发生。

（赵光菊　李卫晖）

关键词

担心过度　厄运

25. 为什么**总是担心有不好的事要发生**

迈瑞·鲁蒂曾言："如果说有一种不好的感觉似乎抓住了我们这个时代的本质，那就是焦虑，它似乎浸透了我们呼吸的空气。"焦虑是一种恐惧、不安的不愉快的情绪状态，常伴随躯体激活，并包含着

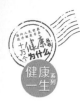

为避免威胁而作出的努力以及对这种威胁的无力感。在存在主义理论看来，生活本身的无意义性和荒谬的本质，与个体一直试图寻找意义的努力之间，本身就是一种持续引发焦虑的冲突。另外焦虑也是社会文化建构的产物，缘于欲望与不确定性、无力感之间的落差。适度的焦虑可以促进个体成长和社会进步。过度焦虑则会适得其反，影响正常生活，损害心理健康，严重的会引发许多心理疾病。

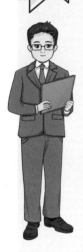

担心过度常见于哪些疾病

从精神医学来看，焦虑情绪最常见于广泛性焦虑症，会常常有不明原因的提心吊胆，伴有显著的自主神经功能紊乱的症状、肌肉紧张及运动性不安。精神上的过度担心是焦虑症状的核心，表现为对未来可能发生的、难以预料的某种危险或不幸事件经常担心。此外，焦虑症状也可常见于惊恐障碍、社交焦虑障碍等其他焦虑障碍，以及抑郁障碍、强迫障碍等多种心理疾病。

担心到什么程度需要就医

适当的焦虑情绪是有益的，但当焦虑程度过重，与现实很不相称，或者担忧的对象过于广泛，担心的时间过多、过长，影响日常的学习、工作和生活时，属于负面情绪，建议就医明确当前心理状态后根据个体的严重程度采取对应的干预措施，如心理治疗、物理治疗及抗焦虑药物治疗等。

焦虑的躯体症状

　　有些焦虑会以显著的躯体性焦虑及自主神经功能紊乱为突出甚至主要症状。主要表现为运动性不安、肌肉紧张、心动过速、胸闷气短、头晕头痛等不适，人们常常因这些躯体症状就诊于综合性医院，经历许多不必要的检查治疗，应该引起重视。

（赵光菊　李卫晖）

三

问——传递关爱

26. 为什么**交流**可以发现心理问题

　　人类是群居动物，交流是人社会功能的基础。个体的心理状态出现问题会影响交流功能进而影响社会功能。人类精神活动的性质、强度和范围，通常带有主观色彩，心理问题如情感体验更多由个体主观描述，伴随不同个体的性格特点、表达方式等，但不能因此否认其客观的存在，尤其当大脑活动出现病理性改变，即发生心理或心理疾病时，其变化更具规律性，在详细密切、真诚信任的交流中就会更容易被发现，甚至会"判若两人"。交流的过程是观察的过程，可以发现人的心理状态的改变。

可以采取哪些交流方式更好地发现心理问题

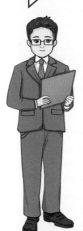

　　良好的交流首先要有一个安静的、不受干扰的、有安全感的环境，保证交流的内容无外人听见，使双方感到自己的隐私受到尊重，避免频繁打断造成个体的不安，使双方有一个尽可能放松的心境。通过一般性接触逐步深入，以开放性交谈为主，多观察情绪变化，避免诱导式提问。同时也要掌握一定主导性，引导话题集中，避免头绪不清。交谈中可以适时使用恰当的沟通技巧，如观察、倾听、提问、非言语沟通、肯定、澄清、代述、重构、鼓励表达等，但要注意保持互相信任的交流关系，才能有更真诚、深入的沟通。

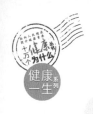

关键词

陪伴　长情

通过交流可以治愈心理问题吗

　　交流可以发现心理问题，但同时也是一种治疗手段。交流中个体可以倾诉负面情绪，排解心理压力，也可以从对方的回应中得到肯定和支持的正面能量。良好的交流本身就是一种互相治愈的社会行为，可以增加个体对世界的认同感和归属感，增加个体积极生活的技能和信心。但是当出现严重的心理疾病损害个体的社交、生活，甚至出现危及生命安全等风险时，单纯通过交流干预是远远不够的，应当及时就医，采用医疗手段治疗疾病，预防不良事件的发生。

（赵光菊　李卫晖）

27. 为什么说
陪伴是最长情的告白

　　央视《朗读者》节目中曾提到：人生，缘始于"遇见"，情长于"陪伴"。深情，不及久伴；厚爱，无须多言。陪伴是最温暖人心的力量，陪伴是最长情的告白。"人到了一定年龄就会发现，你需要的不再是一场轰轰烈烈的爱情，而是一个不会离开你的人。"陪伴关系从心理学上来讲是指一种长久而稳定的依恋。"陪伴是最长情的告白"说明了安全的依恋关系对于个体幸福感至关重要。

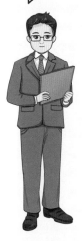

什么是成年人之间的依恋关系

依恋是个体与特定的其他人之间一种强烈、持久和亲密的情感联系。在婴儿期，依恋是个体想要与其照料者之间建立起紧密情感联结的一种普遍需求。成人依恋是指个体一种稳定的倾向，促使个体去接近他/她主观所认为的能够为其提供满足生理和心理安全感的特定对象。如果依恋对象总是能够敏感地觉察到个体的需求并及时作出回应，个体就有可能逐渐发展出他人是可信任的、可依靠的，自己是值得被爱的这样一种安全的内部工作模式。安全依恋对个体身心健康和自我实现都可以产生积极影响。

陪伴对心理疾病有治疗效果吗

对于健康人群，长久稳定的依恋关系可以促进其安全感的获得，起到舒缓情绪的作用。而既往研究显示，对于患创伤后应激障碍、进食障碍等疾病的个体，安全依恋同样可以舒缓情绪、降低对于创伤信息的敏感性，并改善不良认知模式。总的来说，对于健康人群及存在心理疾病人群，安全依恋都可以增强个体的安全感，因而能够维持个体的情绪平衡和适应能力。

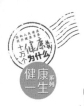

健康加油站

有关依恋

依恋是影响个体主观幸福感的一个重要因素。研究表明，安全依恋者能够拥有较高的自信水平，并有利于他／她有效利用社会支持，建立较为完善的人际关系网络。同时，安全依恋者能够有效地寻求并获得他人的支持和帮助，从中获得更高的自信和自尊水平、更强的愉快感和归属感等，这些积极的情感使得安全依恋者的主观幸福感维持在一个较高水平上。

（赵光菊　李卫晖）

28. 为什么
"良言一句三冬暖"

《增广贤文》有云："良言一句三冬暖，恶语伤人六月寒。"一句温暖的话能让人如沐春风，一句恶语让人心如刀割。莎士比亚也曾说"赞美即是我的薪俸"。马克·吐温也说过，"一句精彩的赞辞可以作我十天的口粮"。语言具有神奇的力量，温暖的话如一颗种子，会让人心上开花，友善、温柔、肯定的话语往往能够产生一连串的积极情绪效应。

专家说

语言表达与心理健康的关系

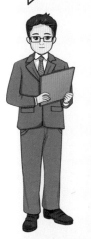

美好的语言表达往往可以产生积极向上的心理暗示作用，并由此促进个体心理压力的舒缓，进一步实现自身心情的愉悦。人类本性中有先天对于尊重和荣誉的需要，积极的赞美便是对这种需要的一种满足，可以增强个体的自信心，进而提高心理健康水平。我们都会说话，却不一定能做到好好说话，有时候心里是为对方好，话到嘴边却变了味，关系也在这样的沟通中越来越差。主持人何炅曾言："夸奖的话可以脱口而出，诋毁的话要三思后行。"每个人可能都只是轻踩一下，千军万马踩过，可能就会酿成不可挽回的伤害。语言的力量是无穷的，但是要谨慎地使用这种力量，让每个人心中都有暖阳。好好说话，于己于人，都是莫大的善良。

"话疗"有治愈作用吗

对于心理困扰来说，友善、积极的语言沟通可以有效安抚人的不安状态，稳定情绪，进而改变其对事物的认知，增强个体战胜疾病的希望和信心，降低不良风险，提高接受治疗的依从性，从而提高疗效，帮助个体早日恢复健康。正如爱德华·利文斯顿·特鲁多医生的墓志铭写的那样，"有时是治愈，常常是帮助，总是去安慰"。不只心理困扰，对于其他系统的疾病，积极正向的语言支持对疾病的预后也有正向的作用。但是当疾病严重程度超过个体承受能力，影响正常生活时，不能仅靠单纯的"话疗"治愈，更应及时就医，根据不同的个体情况，确定针对性的综合治疗方案。

（赵光菊　李卫晖）

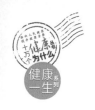

29. 为什么**关心他人**要**少说多听**

关键词

关心

倾听

为什么关心他人要少说多听？很多人在与人沟通时不知道该怎么开口或者一开口就让别人觉得你没本事又太爱表现。其实要想表达自己一定不能光会说，还需要学会倾听。

专家说 为什么说"多说多听"不一定能解决问题

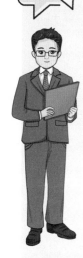

在日常生活中，很多时候我们在沟通时想通过"多说"来让对方明白自己的真实想法，例如在工作中与同事讨论工作难题时，只顾一味地提出自己的看法，而忽略了去多听一下他人的想法，导致谁也听不进谁说的话，问题反而得不到解决。其实多倾听可以帮助我们获得别人的尊重与信任，少说多听，有利于我们充分获取信息，从而更好地去解决问题。我们往往需要重新审视"多说"的效果，不要认为只有"多说多听"才能解决问题或让事情变得更好。

"沉默效应"是一种心理技巧

心理学教授古德曼曾提出："在人际交往中，没有恰当的沉默，就没有良好的沟通；学会适时沉默，可以调节交流的节奏，从而更好地实现沟通的目的。"沟通是人与人之间交往的必要方式，而沉默恰是人们沟通中的重要一环。当我们与他人沟通时，大脑中会自动生成两个区域：第一个是负责思考的区域，它能使人在思考时保持专注；第二个是负责理解别人讲话的区域，它能使人在听到别人讲话后产生理解。这个"沉默效应"会让我们感到被关注和被重视，从而更愿意倾听别人说话并给出反馈和建议。

健康加油站

有效沟通要素

在与他人沟通时，我们应以真诚的态度倾听对方的观点、想法。在听完后，要及时给予回应（表示认同、赞同）。这样做并不能保证对方就会接受我们的意见，但至少能够让他们感觉到被尊重，并为其表达自己所想所需。同时，也可以让双方有更多的时间进行交流。

进行适当回应：不仅要多听，更要学会如何少说。学会适时沉默：调节交流的节奏，从而更好地实现沟通的目的。

（毛　媛　周建松）

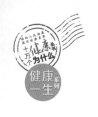

30. 为什么要**主动询问情绪不好的人**

在生活中，你总会碰见一些情绪不好的人，他们就像是一团乱麻，没有头绪。如果没人帮助，他们就只能自己默默承受了。那么到底要怎样才能帮他们走出这种情绪呢？

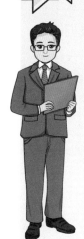

专家说

情绪不好是心理防御机制

心理防御机制是指当我们面对紧张的情景、挫折或冲突时，因为无法承受内心所感受到的各种强烈情绪，为了减轻内心的紧张和不安，而在我们的内心有意识或不自觉地想摆脱焦虑和不安，以此来恢复心里的平静、平衡和稳定的一种适应性的机制。当我们面对一些不愉快的情绪时，往往会采取一些防御机制来保护自己，从而减轻负面情绪。我们要学会鉴别自己日常生活中感受到的各种情绪，感知自己最基本的需求，学会控制情绪，做情绪的主人。

为什么要主动去询问

当一个人情绪不好时，他/她的状态肯定不是很好，甚至会出现抑郁的情况。当身边人情绪不好的时候，我们去主动关心和询问对方，这其实是一种对他人的爱，希望对方能从我们的行动中感受到温暖和爱。当我们主动去询问对方不开心的原因时，能够了解到他们内心真实的想法，从而找到解决问题的方法。

如何询问情绪不好的人

选择一个适合谈话、不易被人打扰的地方，我们先要主动询问对方为什么会情绪不好，认真聆听，适时作出专注倾听的回应，引导对方诉说更多的情感。在倾听时，我们要腾空自己，以客观、中立的心态去重新理解对方，努力去感受他 / 她此时此刻的情绪感受，避免先入为主的观念影响我们对他 / 她的评价。给出一些合理的建议，给予无条件正向关怀，比如陪伴、拥抱、关心、问候等，帮助他 / 她寻找生活中积极美好的事物。

健康加油站

帮助哀伤个体

面对他人的悲伤，可能有无能为力感，毕竟我们也有自己的情绪和生活，也许我们只能暂时舒缓了他 / 她的悲伤，可能所能做的非常有限，但这并不意味着我们的帮助可有可无。

必要的时候，也可以去寻求专业人士的帮助，比如心理老师、心理咨询师、心理医生等。

（毛　媛　周建松）

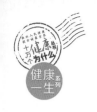

31. 为什么**不敢讨论"死"的话题**

人总是要死亡的，我们为什么不敢讨论"死"这个话题呢？因为中国人的观念中，死亡是一件非常可怕的事情。我们不敢讨论这样一个话题，是因为对死亡恐惧？还是害怕失去生活呢？

专家说

为什么要讨论死亡

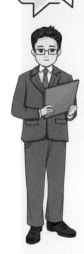

《庄子》云：死生亦大矣。生存和死亡都是人生的大事情。在生命之初，"人生的开始"就是由死亡来完成的，而在这之前，我们所有的生活都充满了乐趣与活力，所以我们应该正确地对待死亡这种自然现象，这对于我们每个人来说都很重要，因此我们不能因为害怕而忽略它。对死亡进行讨论甚至必要的准备，如经济、人力、物力的准备，能帮助我们相对从容地面对死亡，减少对死亡的恐惧。

为什么不敢讨论死亡

不敢谈死的原因，主要有以下两个方面。

第一个方面是对于死后世界的未知，让人很难去讨论这个话题，因为我们不知道一个人死去以后会发生什么事情；第二个方面是死亡往往与病痛、悲惨、恐慌结合在一起，象征着一种关系或一段生活稳定状态的失去。活着的人们还需经历一段时间的调适来适应亲人去世后的生活。所以当我们谈论起死亡的时候，总觉得是一件非常可怕的事情，会让我们产生恐惧感，这也是为什么中国人对"死亡"这个词有那么多避讳的原因吧。

死亡是一个新的开始

"死亡是一个新的开始"，我们在人生的某个阶段就应该开始思考怎样让生命更有价值。当你把人生看作是一场旅行时，你会发现生命中有许多值得去追求和探索的东西；当你把死亡看作是一种新生活的开始时，那你就一定会在这个世界上寻找到生命的意义和价值。希望我们都能对生命有更深层次的了解，真正感受生命所带给我们的惊喜与感动。

（毛 媛 周建松）

32. 为什么面对 "狂躁" 的人要冷处理

生活中，我们经常会遇到一些"狂躁"的人，对此你是如何对待的呢？如果一个人情绪特别极端，或者是情绪起伏很大时，我们应该采取冷处理的方式。这样才能让他/她感觉到舒服，有利于治疗和康复。

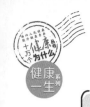

"狂躁"的表现

从字面上来看，"狂躁"是一种表现为不正常的、不稳定的情感状态，主要表现为心境高涨、思维奔逸、活动增多、自我感觉良好，有时可伴有冲动或攻击行为。

其临床表现为情感高涨，精力旺盛，精力充沛，言语动作增多，活动增多，睡眠需要减少，思维奔逸，反应敏捷，语言幽默，自我感觉良好，对自己评价过高。同时可能会伴有焦虑或抑郁症状，情绪不稳定或易激惹，睡眠障碍，入睡困难或早醒，疲乏或精力减退等。此外，可能还有强迫观念或行为障碍及幻觉妄想等精神症状。

为何要冷处理

当一个人情绪特别狂躁时，冷处理会让他／她感觉到放松，释放负面情绪。对于那些性格开朗的人来说，冷处理能够缓解极端情绪，还可以让性格比较平和的人减少与"狂躁"人士共事的时间。同时，采用冷处理还可以减轻对方的"狂躁"状态，减少对自己精神上、身体上等各方面造成的伤害。当两个人在一起相处时，尽量保持友好和愉快的状态；避免争吵、打闹等不愉快事情的出现。

怎样"冷处理"

　　冷处理，指的是当一个人情绪比较极端时，我们要采取不理睬、不回应的方式来冷静处理，这也就是心理学上所说的"冷处理"。这种冷处理对于狂躁者来说，其实就是一种精神上的冷刺激，从而在精神上给予他们支持和安慰。

（毛　媛　周建松）

四

评——评估有法

33. 为什么要做
心理体检

通常，当我们身体不舒服时，会有意识地想到去医院进行体检，很多人也有每年定期体检的习惯。但你知道吗？健康不仅仅指身体没病，也包含心理健康，两者同样重要，因此心理也需要体检。

为什么要做心理体检

心理健康是人整体健康不可或缺的一部分，同时心理健康又对躯体健康有着不可分割的影响，如诸多的心身疾病：高血压、糖尿病、胃溃疡及令大众谈之色变的癌症等，都和心理因素有着密切的关系。日常生活中人们对躯体健康关注较多，每年进行身体体检，却常常忽视了心理健康。

什么是心理体检

心理体检是在心理学理论的指导下，使用专业的心理测量工具，或是应用行为分析的方法，对心理健康状况进行评估，为其调整心理状态提供依据。同时，心理体检也可以评估人的智力水平、能力倾向、人格特征等。也可以为人们进行岗位遴选、职业规划、提供婚恋家庭指导等。总的来说，心理体检可以帮助受检者更好地了解自己。

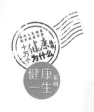

心理体检不是简单的心理咨询

心理体检通过对焦虑、抑郁等负面情绪及能力、人格等方面的评估，为受检者进行自我心理调适提供科学的依据，能发现受检者潜在的心理隐患，筛查出易感人群，再进行心理咨询或心理治疗，心理体检并不是简单的心理咨询。

哪些人群需要定期进行心理健康体检

心理健康体检适合所有人群。进行心理健康体检并不意味着一定有心理疾病，它可以让我们更加关注和重视个人的心理健康。比如，当你想要充分地了解和认识自我时；当你需要做出选择但又感到迷惘时；当你感到压力重重但又无力应对时；当你面对婚姻家庭的关系冲突而不知如何解决时；当你感到莫名的恐慌和不安时；当你出现食欲减退、失眠、腹泻等躯体不适症状但又查不出躯体的实质性问题时，不妨让自己接受一次心理健康的体检。

（毛　媛　周建松）

34. 为什么可以
定期做评估量表

在过去几十年里，大量的基于心理学、精神病学的评估量表不断得到完善和发展，为了解个人的精神状态提供了较好的辅助工具。对于有明确心理疾病诊断或潜在倾向的朋友们而言，定期做有针对性的评估量表有助于了解自己的精神状况。

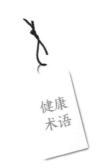

健康术语

评估量表

是指在精神科临床与研究中，依据心理测量原理而设计的、用于量化受试对象精神健康状况的工具。

专家说

为什么可以定期做评估量表

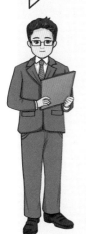

许多量表都有"时效性"，即评定的是一段时间内的情况，时效一般为当时、近 1~2 周或 1 个月。如常见的 SCL-90（90 项症状自评量表）、HAMD-17（用于评价抑郁）和 BRMS（用于评价躁狂）反映的是过去 1 周的情况；GAD-7（用于评价焦虑）反映的是过去 2 周的情况；PSQI（用于评估睡眠）反映的是过去 1 个月的情况；OSI（用于评价自伤）可以反映过去 1~6 个月的情况；PHQ-15（用于评估躯体症状）侧重于反映过去 4 周的情况。

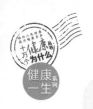

　　信度和效度这两个量表相关的指标非常重要。信度指的是量表的可靠性，假如今天测是有抑郁，但是后天测就没有抑郁，肯定是不行的；而效度指的是量表的有效性，假如你想知道自己有没有焦虑，医生自然就不能给你测和焦虑症状关系不大的量表。如果量表内有多个维度，医生还会对每个维度的分数逐一作出解读并且提供相应的心理调整建议。

评估量表如何定期做

　　一般而言，若需比较治疗前后症状的变化，对于门诊常见的测试情绪问题相关量表（如 HAMD-17、BRMS），通常可选择在治疗后 2~6 周再次评定；对于评估自杀风险的，可以每月做一次简式健康量表（如 BSRS-5）；对于一些症状较重，需要住院的人，住院期间的量表测试频率往往以一周为单位（如针对精神分裂症患者的阳性症状量表和阴性症状量表，针对双相情感障碍躁狂发作患者的 BRMS）。总而言之，会根据实际情况制订定期检查的计划。

（周嘉玮　周建松）

35. 为什么要**选择**
合适的心理测评量表

目前，测试心理的量表有很多种，它们可以按不同的方式进行分类。最明显的是在使用者方面：自评量表和他评量表。前者由本人自己评定，后者由专业人士评定。此外还可以根据量表的内容进行分类，针对不同的心理困扰问题，有不同的量表，比如评价抑郁的量表、焦虑的量表、强迫的量表、躯体症状的量表等。

专家说

为什么要选择合适的量表进行测评

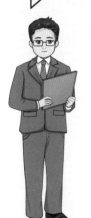

选择合适的心理测评量表有以下好处：①筛查出有风险的人，例如可以通过 PHQ-9（抑郁症筛查量表）筛查出患有抑郁的人；②辅助疾病的诊断和分类；③衡量疾病的严重程度；④判断治疗的效果和治疗方案的利弊；⑤判断治疗的预后；⑥辅助疾病的诊断和分类。

测量同一种心理状态的量表有很多种，哪一种是最好的

即便是测同一种状态，不同的量表也没有绝对的优劣之分。以关于抑郁的测试为例：汉密尔顿抑郁量表（Hamilton depression scale，HAMD）是他评量表，对自行理解量表有困难的人或抑郁较重的人效果好；抑郁自评量表（self-rating depression scale，SDS）是自评量表，题目易于理解，

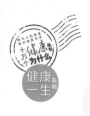

使用简便，但是其测量结果的可靠性相对较低。总而言之，不同量表的适用对象和侧重点有区别，故没有绝对的优劣之分。

如何选择合适的心理测评量表

应选择有明确关系的测评量表。例如感到情绪低落可以用抑郁自评量表（SDS）、感到焦虑可以用焦虑自评量表（SAS）；如果要寻找导致异常心理状态的原因，可用 SCL-90（90 项症状自评量表）——该量表能辅助寻找近期重大的应激性事件。选择一些能辅助排除疾病的量表。例如，若怀疑有精神分裂症，可用 MMPI 进行排除。总的来说，如果认为自己的心理状态存在问题，需要尽快前往精神科门诊或心理咨询门诊就诊。医生会根据实际情况进行问诊、选择合适的量表测试和其他相关检查；在量表的辅助下尽早接受规范的治疗，能促进康复。

（周嘉玮　周建松）

36. 怎样看待
心理测评结果

心理测评是指通过一系列手段，将人的某些心理特征数量化，从而衡量个体心理健康、个性倾向和人格。有许多人因为各种心理问题而苦恼，如焦虑和抑郁等。一些人会在网上自己做心理测试或前往专业机构做心理测评。那么，我们该如何正确看待心理测评的结果呢？

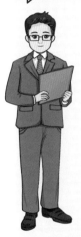

心理测评的结果一定是正确的吗

心理测评是标准化测量的工具，但是并不如"尺子"那样精准，在测评当中产生误差是很正常的事情：测评准确性很容易受到受试对象主观态度的影响。例如，一个被家长怀疑是抑郁状态的孩子，在门诊测评 HAMD-17（用于评价抑郁）时，为了避免麻烦，可能会隐瞒自己的真实情况；而且人的心理状态是动态的，心理测评的结果只能粗略描述受试者一段时间内的心理状态。最后，心理测评的方法和内容也需要长期的修订。

我可以自己解读心理测评的结果吗

解读心理测评的结果需要心理学和精神医学的知识。普通人不宜自行解读，而应交给专业人士解读。遗憾的是，目前有一些人从网上搜索心理测评的量表，然后进行自我测试，或者将量表发给亲友测试。他们会根据网站给的结果以自己非专业人士的视角进行解读，这样的解读很容易产生错误。

我该怎样看待心理测评的结果

需要认清以下几点：首先，心理测评只能作为一种辅助的手段。其次，心理测评的结果是有时效性的，所以大可不必因为测试结果不好而烦恼，因为结果本身只能反映一段时间内的心理状态。最后，有很多因素可能影响心理测试的结果，比如测试当天

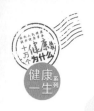
的紧张程度、测试环境的安静程度和接诊医生的工作态度等。总而言之，作为受试对象需要认识到心理测评对本人和医生很有帮助，但它对诊疗并不起决定作用，测试结果有一定时效性且受多种因素的影响。所以受试者需要放平心态，积极配合心理咨询师或精神科医生的治疗，这样才能早日康复。

（周嘉玮　周建松）

37. 为什么跟
心理医生沟通很重要

　　心理医生是一种比较笼统的说法，常包括心理咨询师、心理治疗师和精神科医生。心理咨询师通过了解来访者的心理状态，以恰当的沟通来解决问题；心理治疗师通过多种心理治疗手段来改善来访者的心理状态；精神科医生主要对心理疾病（如精神分裂症、双相情感障碍等）进行包括药物治疗在内的综合治疗。对于当事人而言，和心理医生的沟通很重要。

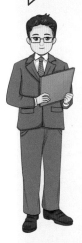

专家说

和心理医生沟通有什么好处

围绕心理健康问题的羞耻感常导致人们不愿寻求专业人士的帮助。然而，与心理医生交谈不应该被视为耻辱，因为有效的治疗可以减轻求助者的症状。首先，通过与心理医生沟通，能得到自己疾病的准确诊断。其次，心理医生可以通过与你沟通，制订出合适的治疗方案。一旦你的心理医生确定了你的诊断，他们可以提供治疗，帮助你控制症状。简而言之，和心理医生间的有效沟通可以更好地帮助你改善精神心理状况，提高生活质量。

我该如何与心理医生沟通

最重要的是：不要因为担心或怕麻烦而回避沟通。第一，想要与心理医生沟通，意味着某种程度上你明白自己需要帮助。提醒自己向心理医生求助才能解决问题。第二，你需要在就诊前搞清主要困扰，并且组织好语言。例如："在学校里我感觉压力很大，上一次月考又考砸了，我觉得自己能力差，所以近一个月来心情很糟"。当然，你也可以先列出一个清单，写上你最近的感受、想法和想从医生那里了解到的信息。第三，在沟通的时候不要轻易给自己下诊断，从而试图用自己的判断主导谈话，以至于影响医生的判断。第四，在沟通中要有耐心。你可能会觉得沟通过程烦琐，但请理解心理医生，因为他们的陈述或提问有助于进一步了解你的情况。第五，请相信你的就诊医生。心理医生会保护你的隐私，为你提供详细的治疗计划。

（周嘉玮　周建松）

五

动——行动起来

38. 为什么要**主动调节自身的心理压力**

过度的心理压力对很多人的心理健康产生了重大影响，甚至会导致一些症状。值得庆幸的是，有许多方法可以帮助你应对生活中的压力。你不能完全消除压力，但你能以更健康的方式管理它，这样它就不会严重影响生活，破坏人际关系。

心理压力的积聚会带来哪些负面影响

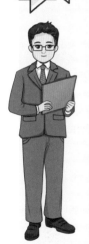

心理压力的积累可能会导致你反应过度，从而很难进行思考或找到问题的解决方案。心理压力会分散注意力。当你有压力的时候，你可能会发现自己难以专注于手头上的工作或学业。心理压力甚至可能会让你产生持续的恐惧和悲伤的感觉。这些感觉会加重你的压力，形成恶性循环。长期有压力的人更容易患慢性头痛或失眠。心理压力还会对饮食习惯产生直接影响。有些人在压力大的时候会选择吃高热量的食物，而另一些人可能会减少食物的摄入。随着时间的推移，承受大量心理压力的人体重可能会出现极端变化，要么变得很胖，要么变得很瘦。

日常生活中有哪些可以调节心理压力的方法

可以关注以下几点：①提高身体健康。饮食、锻炼和睡眠在压力控制方面都有重要作用。试着减少摄入不健康的、会增加压力的食物，比如糖、咖啡因和酒精；同时要积极参与体育锻炼，保证充足的睡眠。②学会一些放松的技巧。当压力大的时候，深呼吸可以让你冷静下来。研究表明深呼吸能舒缓心理压力，并且把注意力集中在呼吸上也是一种分散压力的方法。③做好时间管理。如果你喜欢拖延，那么可以做一个日程表。④积极参与健康的休闲娱乐活动。你可以散步、写日记或冥想，参加这些活动可以减少沮丧或焦虑情绪。⑤对一些烦琐的事情要敢于说不。例如当你的同事或朋友要求你做一些自己不想做的事情的时候，可以直接说"不，我没有时间"。

（周嘉玮　周建松）

关键词

笑　良好情绪　乐观　心理健康

39. 为什么说 "笑一笑十年少"

"笑一笑十年少""笑口常开，健康永在"都是在中国民间流传广泛的谚语。另外，想必很多人因身体不适去医院就诊时，总能听到医生这样的嘱咐："保持良好的心情，多笑一笑，有利于病情的恢复。"以上均强调了"笑"对健康的重要性，可是这样的说法从何而来？其中又蕴含着什么科学道理呢？

"笑"对身体及心理健康的益处

"笑"是一个面部表情，在我们作出大笑的动作时，会牵拉面部肌肉，并且还伴随着头部、肩膀等多部位的共同运动。因此，笑不仅可以为我们带来愉悦的情绪，也可以作为一种"锻炼"的方式。不仅如此，笑对于心理健康同样好处多多。研究提出，笑与多巴胺、血清素等神经递质的分泌有关，而此类神经递质可以减少烦躁等负面情绪，提升愉悦感。多笑有助于缓解压力，使紧张的情绪得到放松，提升主观幸福感和生活满意度。

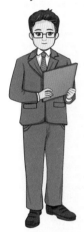

同时，愉悦的情绪又与保持身体健康有着一定的关系。负面情绪会改变老年人的大脑连接，可能会增加患神经退行性变性疾病的风险。良好的情绪调节有助于降低风险，延缓病理性衰老。多位百岁老人表示，保持心情愉悦，是最关键的"长寿秘诀"。

生活中如何保持良好的情绪，多笑一笑

生活中，我们要学会将自己从烦闷的境遇中抽离，以积极乐观的心态笑对生活。简单的方法，如转移注意力：听一首欢快的音乐、与久别的朋友畅聊、看一场让自己开怀大笑的小品等。积极的心理暗示：时刻提醒自己，凡事不要过于悲观，心中只要有阳光，生活就会有希望等。

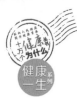

健康加油站

世界微笑日

1948 年起，世界精神卫生组织将每年的 5 月 8 日确立为"世界微笑日"，旨在通过微笑促进人类身心健康，同时在人与人之间传递愉悦与友善，增进社会和谐。

（汤华佳　周建松）

科学运动　心理健康

40. 为什么

运动对心理健康有益

古希腊著名思想家亚里士多德有一句名言"生命在于运动"；现代医学之父希波克拉底也曾说"阳光、空气、水和运动，是生命和健康的源泉"。可见运动对生命和健康的重要性。其实运动不仅仅对我们的身体健康有益，对于心理健康也同样具有积极的作用。

专家说 运动对于心理健康有哪些促进作用

提到运动，很多人首先想到的可能是跑步机上挥汗如雨的身影，抑或是篮球场上持球纵身一跃的身姿。其实运动的形式有很多，包括有氧运动和无氧运动。

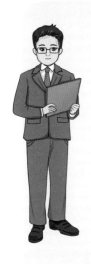

有氧运动强度小，节奏慢，如慢跑、健身操等；无氧运动强度大，节奏相对较快，如拳击、快跑等。研究显示，运动可以加快新陈代谢，促进人体的内分泌变化，刺激大脑产生"快乐激素"——内啡肽，使人的身心处于轻松的状态中，从而改善紧张、焦虑的情绪，排遣压力；集体性运动还可以增进人际互动，增强社会交往能力，减轻心理上的孤独感。此外，长期坚持体育锻炼不仅可以提高身体素质，还有助于树立坚定的信心，提升自我价值感，增强自信心，培养顽强的意志，形成持之以恒的良好品质。

如何进行科学合理的运动

并不是所有的运动都能产生积极的心理效果，应根据自身情况科学、合理地进行体育锻炼。在运动前，请先收好以下贴心小提示：①树立正确的运动观念，首次运动时强度不宜过大，提前做好热身工作，循序渐进；②及时补充水分和电解质，保证能量的充足供应；③运动过程中如果出现突发的身体不适，应立即停止运动，及时就医。

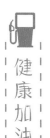

健康加油站

"快乐激素"

内啡肽和多巴胺都是能让人产生愉悦感的化学物质，但两者也存在不同之处。

（1）生长部位：内啡肽是由脑下垂体和丘脑下部所分泌的激素；多巴胺是大脑中黑质纹状体产生的儿

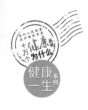

茶酚胺类神经递质。

（2）作用部位： 内啡肽作用于阿片受体；多巴胺作用于多巴胺受体。

（3）作用机制： 内啡肽的作用机制为补偿机制；多巴胺的作用机制属于奖励机制。

（汤华佳　周建松）

41. 为什么"吃得香、睡得着"心理更健康

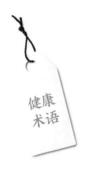

健康术语

失眠障碍

是一种常见的睡眠障碍，是指尽管有适当的睡眠机会和睡眠环境，仍然对睡眠时间和（或）睡眠质量不满意，且影响日间社会功能的一种主观体验。

生活中我们可能会发现，有的人即使面对着满桌山珍海味也难以下咽，整日为如何多吃一点饭而发愁；有的人整夜躺在床上辗转反侧难以入睡，第二天醒来无精打采，做事效率下降。可见，"吃得香、睡得着"是一件看起来很普通、做起来却有些难度的事，与情绪变化也息息相关。

专家说

"吃得香、睡得着"对心理健康有何益处

随着近年来对饮食与健康的广泛研究，人们越来越意识到，饮食不仅关系着我们的身体健康，对于心理健康同样重要。食欲减退是抑郁人群的症状表现之一，有研究发现，在抑郁人群中改善饮食质量对于改善其心理健康状况有显著的积极作用。当人处于愉悦的情绪状态时，胃肠道的消化和吸收功能增强，胃口就会变得好、吃得香。

与饮食一样，睡眠对于心理健康的重要性同样不可忽视。随着生活压力的不断增大，很多人都或多或少存在着睡眠问题。睡眠不好的表现有入睡困难、眠浅易醒、睡眠时长减少、睡眠节律紊乱等。睡眠差不仅会使人精力不足，还会造成人体激素分泌的紊乱，甚至增加抑郁情绪。研究显示，慢性失眠的人未来出现抑郁情绪的概率要远远高于正常睡眠的人群。而"睡得好"指的是睡眠充足、睡眠质量佳等。好的睡眠有助于我们缓解疲劳，保持良好的精神状态。

如何养成良好的饮食习惯、规律作息

饮食要做到营养均衡，荤素搭配适当；少盐少油，控糖限酒；不暴饮暴食；合理分配三餐。规律作息则是一个需要长期坚持的过程，可以参考以下几点：①光线、温度适宜的睡眠环境；②坚持固定的睡眠时间，养成良好的睡眠生物钟；③睡觉前避免咖啡、浓茶等物质的摄入；④晚餐不宜进食过饱等。

（汤华佳　周建松）

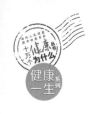

42. 为什么**专心做事**时会**减轻焦虑**

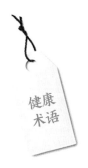

健康术语

病理性焦虑

是指持续的无具体原因地感到紧张不安，或无现实依据地预感到灾难、威胁或大祸临头感，伴有明显的自主神经功能紊乱及运动性不安，常伴随主观痛苦感或社会功能受损。

生活中，我们会因为各种事情产生焦虑情绪。比如，面临具有挑战性的任务、考试前几天、上台演讲的前几分钟、任务提交截止的前几个小时等，为什么面临以上几种情景时我们会感到焦虑呢？如何去减轻这种焦虑情绪？

专家说

为什么会产生焦虑情绪

提到焦虑，大家应该都不陌生。每个人或多或少都会因为一些事情而有过焦虑体验。其实，焦虑的产生大多是因为想得太多，做得太少。很多事情还没开始做，便开始为未来不可预料的种种问题担忧。殊不知，真正困住我们脚步的并不是挑战本身，而是那个瞻前顾后、止步不前的自己。

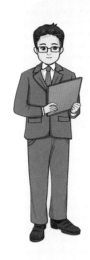

与其思虑过度，不如专注眼前的行动，最大限度地发挥主观能动性，脚踏实地做事。当一个人全身心投入一件事情时，注意力高度集中，从而自动忽略周围的事情，甚至可能达到一种"忘我"的境界，也就没有多余的精力去焦虑了。有研究指出，专注力可以帮助我们提高做事效率，有效地管理生活，提升自信心与成就感，让人心境平和，对生活充满热情。

如何避免让自己反复陷入焦虑的状态中

适度的焦虑可以成为鞭策我们前行的动力，但过度的焦虑则会让我们无法集中精神，带来一系列的情绪困扰。因此，我们要做到"直面焦虑"，做自己情绪的主人。例如：树立目标，确立方向；培养简单的爱好，多接触新鲜的事物，转移注意力，获得内心的平静；做事制订规划，合理、高效利用时间；减少抱怨，进行积极的心理暗示，遇事沉着冷静；集中精力做好本职工作等。

（汤华佳　周建松）

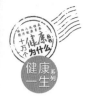

43. 为什么
越抑郁越要运动

关键词

抑郁 运动 内啡肽 多巴胺

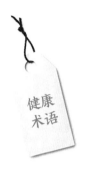

健康术语

有氧运动

主要以有氧代谢提供运动中所需能量的运动方式。强度较低，可持续的时间较长，通过消耗碳水化合物和脂肪来产生身体所需的能量。对改善情绪有帮助。

无氧运动

主要以无氧代谢提供运动中所需能量的运动方式。强度高、节奏快、持续性短，主要通过消耗糖类来供能。

心理学家发现，人们在运动后，焦虑、不开心等负面情绪可以得到显著改善，愉快感会增加，这种现象也被称为"体育锻炼的短期效应"。在医院里，医生也经常嘱咐抑郁的人"要多运动"。适当的体育锻炼对于情绪的改善具有什么样的积极作用呢？

专家说

运动对抑郁情绪的影响

主动性差、不愿意动往往是抑郁时的常见现象。当人们抑郁时，会感到没有快乐感受，对什么都无兴趣，做每件事都感到有困难，不能集中精神，于是就会减少活动，会花更多的时间沉浸在负性的、自我批

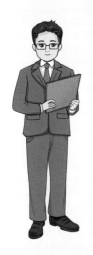

评的思维里，自信心丧失，也不会体验到成就感，使自己更加抑郁。人们往往有个误区，认为有动力才能去活动。实际上人是在活动中获得动力的。

目前，运动疗法对抑郁症的干预效果已得到国内外学者的广泛认可。研究证实，运动对抑郁人群的情绪状态具有改善作用，有助于病情康复。例如，坚持锻炼的抑郁患者的复发率比仅仅依靠药物治疗的患者复发率显著降低。可见，适度、合理的运动有利于疾病的临床转归。

适合抑郁人群的运动有哪些

积极运动是改善抑郁情绪、降低抑郁症状复发的有效方式之一，可以根据自身情况选择。

（1）**散步**：散步的节奏相对较慢，此项运动较为柔和，适合年龄偏大或体能偏弱的人群。

（2）**慢跑**：慢跑是一项全身运动，是治疗抑郁症的首选运动项目之一。

（3）**集体活动**：集体活动可以增加与他人沟通的主动性，有利于人际关系的提升。

（汤华佳　周建松）

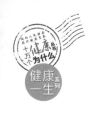

44. 为什么**关怀自己**和关怀他人一样重要

生活中我们常常嘱咐他人"再忙也要按时吃饭、再累也要规律作息",可自己有时却做不到;面对他人的小失误,我们常常能够站在对方的角度换位思考,共情他们的遭遇与苦楚,可却容不得自己有一点过失。一旦自己没做好某件事,便否定自己,陷入长久的自责中。其实,关怀他人者,首先需要学会关怀自己。

为什么要学会关怀自己

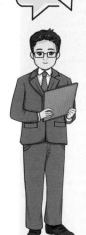

当朋友遭遇挫折时,我们总是能够理解、安慰、鼓励、支持他们,陪他们共渡难关;但当自己遭遇同样的境况时,往往却做不到"善待自己",甚至可能会自我批评、自我否定。其实,我们也需要"关怀、善待"自己。

关怀自己、善待自己是一种能力,常常和关怀他人同样重要,但却比关怀他人更难做到。关怀自己不是怜悯自己,而是能宽容自己,接纳自己的不足,即使不够完美,仍旧能够认可自己。要学会感知自身情绪变化,培养发现、满足自己内心状态的能力。不只是享受和追求正向的情绪感受,要允许负面情绪的停留,找到合适而又安全的宣泄方式,避免压力和负面情绪的积压。只有自己保持良好的心态，才能更好地为身边的人带来"正能量"。

如何更好地关怀自己

学会关怀自己是一个长期的过程，重要性不可忽视。关怀自己可以有很多种方式，如以日记的形式记录自己的心情变化，在需要帮助时通过与信任的朋友沟通抒发内心的苦闷，劳累时给自己"放一个假"去做感兴趣的事情，不断认识自己、接受自己、重视自己的身体及心理健康，从容面对生活中的各种挑战。

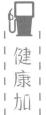

健康加油站

自我关怀

自我关怀是一种用慈悲的方式与自己交往的方法。在面对自己的失败和不足时以开放和宽容的态度对待自己而不是自我批判，能够正视自己的痛苦和情绪，而不是逃避或沉溺其中，并意识到自己所遭遇的是人类共同经历的一部分。

（汤华佳　周建松）

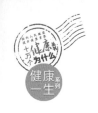

45. 为什么**写日记**也能**缓解压力**

写日记是一种自我倾诉的心理疗愈过程，可以让人释放压力和痛苦。心理学家本尼迪克特·凯里曾经做过一项实验，他要求实验者连续 4 天，每天坚持用 15 分钟，匿名写下自己最痛苦的经历。不用在乎语法和句型，要写出自己的真实想法和感受，结果参与者的焦虑和痛苦水平大幅度降低，免疫力提高并且情绪好转。这说明写日记作为一种写作疗法的应用技术，可用以回顾和重新整理自己的经历、抒发个人被压抑的真情实感、宣泄自己的想法和情绪。

写日记能够给自己提供一个宁静的心灵空间进行自我倾听和开解，让思绪更加清晰而理性，联结自己的潜意识和自由联想，可以增强自己的创造性，给自己的心理困扰找到解决的途径。

专家说

心灵书写是怎么写日记的

写作疗法的目的就是做心灵书写，用以帮助对书写者进行心理治疗和心理康复。首先，心灵书写不是为了追求文学造诣的提升，而是为了给痛苦的内心一个情绪宣泄的出口，让书写者有机会探索内部世界，在潜意识里找到苦闷的心理根源，与自己和过往和解。因此，心灵书写的内容一定要真实，不因自我欺瞒而虚构、美化或隐藏。

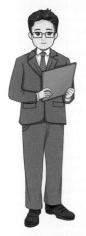

其次，心灵书写不必拘泥于具体的写作形式，依据心情的好坏和自我探索的深度，日记记录可长可短；也不限于固定时间，内心有了感觉、念头、想法、思绪等就可以提笔，一气呵成。

再次，心灵书写中不计较自己的文字粗陋，也不求辞藻华丽。心灵书写主要是给自己、信赖的人或心理治疗师阅读，文字蕴含的想法和情感情绪更重要。

最后，心灵书写是与自我坦荡相对，要接纳自己的"心理阴影"部分。个体的这些"心理阴影"部分，也构成了其自我的一部分。个体要解决心理冲突，就不能回避自己不喜欢的部分（如创伤性痛苦记忆），坦率地将其写出来，就是表现出了直面的勇气，可促进自己接纳过去和疗愈伤痛，进而获得心灵成长。

（李则宣）

关键词

聊天　表达　消除烦恼

46. 为什么**和信任的人聊一聊**可以**减轻烦恼**

聊天是一种社交需求，也是一种心理健康的自我调节手段。中医认为，开怀畅聊可以减少烦恼。原因在于与信任的人聊天，可以让我

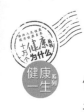

们解除心理防御，放松心情，把压抑的想法和情感痛快淋漓地表达出来，让紧绷的内心有机会松弛下来，这本身就是给精神减压，有助于心理保健。

同时，我们选择对方作为倾诉的对象，他们必然在心理成熟度上高于我们，能用更为稳定的情绪和广阔的人生智慧去接纳我们的消极情绪和想法，启迪、开导我们，让心灵迷途者多一个认知视角。他们的作用，如同同辈辅导一样，让我们有机会表达内心、审视自己、和心灵互动，从而减轻烦恼。

 别人求助时，我们该如何聊天才更有心理价值

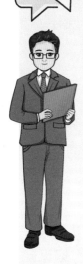

首先，我们不是心理咨询师，能做的主要是给他／她提供一个内心表达的安全而接纳的心理空间，对方诉说，我们倾听，引导他／她从不同角度去观察和思考问题，找到心理痛苦的症结和根源。我们的作用，就是通过简短的回应和提问，像一面镜子一样，让对方照见他／她的心理面貌。这个过程，我们不能喋喋不休地谈论自己的经验，给对方推荐自己的对策，而要让对方去自我探索，寻求破解之法。

其次，我们要接纳对方的冲动和不理智。对方很苦闷，可能头脑发热，行事冲动，说话带着很大的情绪和攻击性。当然，他们不是冲着我们来的，我们不必强求对方温和而礼貌，要理解他／她处在一个特殊的心理困境中。我们应帮助他／她宣泄情绪，而不是去提醒他／她做个谦谦君子。

最后，对话时，我们应多用开放式的提问，引发对方深谈。通过一个简略而重要的提问，让求助者意识到，很多被忽略的细节可能是重要的心理线索，启发他／她更多的思考和回忆，增加他／她处理心理难题的机会，为自己的心理脱困承担责任。

（李则宣）

47. 为什么有时候
需要向心理医生求助

关键词

心理医生　心理困境　专业求助

受制于内外部不良因素的影响，人的内心会产生各种心理波动和变化，从而形成大小不一的心理问题。常见的、轻型的心理问题可以通过自我调节、向他人倾诉等方法，得到缓解或自愈，对个体无明显的负面影响，不会降低生活质量。但如果有自己无法解决的、严重的心理问题，不应该拖延，应该立即求助于心理医生，获得专业的心理治疗。

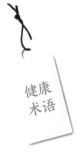

健康术语

心理治疗

是一种通过谈话、非言语沟通及特意安排的情境，积极影响来访者，改变心理体验和行为，达到减轻痛苦、健全人格、适应社会、治疗疾病、促进康复的目的。心理治疗是精神心理科的一种专业助人工作。治疗师是经过专门训练，精通心理治疗理论及相关心理技能、有良好临床工作经验的精神科医疗人员，在医学领域内开展工作。

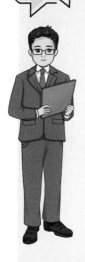

专家说

有了心理困扰，如何去看心理医生

如果有了严重的心理困扰，甚至出现了幻觉、妄想等阳性症状，不要迟疑，立刻去找心理医生做专业治疗（必要时转诊）。

首先，要选择正规的、有精神科资质的医院，设有心理门诊或心理病房。

其次，要敞开心扉与心理医生交谈，不要过度紧张。心理医生并不神秘，也不会读心术，我们不必对他们有错误的期待，而要协助他们，帮自己探索内心的痛苦根源。

再次，对心理医生要坦诚。在叙述自己的症状和经历时，不要故意欺瞒或捏造，要忠实于自己的心理世界，让心理医生能够准确把握情况，给出正确的诊断和治疗方案。

最后，要有适度的从医性。要遵从心理医生的治疗安排，积极开放自我和完成各种治疗活动。如有疑问可以和心理医生进行讨论和商榷，不建议自行改变治疗方案，甚至中途不告而退，导致就医活动中止。

（李则宣）

48. 为什么
专业心理服务
能促进心理健康

关键词

专业心理服务可以促进个体和群体的心理健康。通过心理会谈和各种专业技巧，可以帮助来访者宣泄负面情绪、提高认知和情商、促进积极的自我意识、减少内心冲突和人际矛盾，发展更积极的人际关系，以及形成更融洽的社会心理环境；可以帮助来访者更好地社会化、适应社会文化要求、形成角色规范、认同社会主流价值观，以及促进人格的重建和完善；可以帮助来访者应对各种挫折和应激、避免身心交困、提高神经系统的耐受力、增强心理韧性、更好地处理工作/生活/家庭/个人的现实难题，以及提升自我效能感；可以帮助有严重心理问题的个体减轻或消除心理疾病的症状，提高生活质量，以及增强社会功能。当然，专业的心理服务还可以帮助鉴别常见的一般心理问题和心理疾病，有助于来访者了解自己的心理健康水平，督促他们及时就医，避免延误病情。

 专家说

如何挑选一项专业的心理健康服务

首先，要查验社会心理健康服务机构的资质。社会心理健康服务的机构众多，良莠不齐，要挑选经验丰富、口碑好的服务机构。可以上网查询网友的服务体验和评价作为参考，当然最简单的办法就是选择当

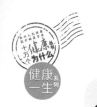

地声誉高的公立医院的心理治疗门诊。

其次，不要盲目地选择高职称的心理治疗师。心理治疗是一个心灵的深度互动，要考虑到求助者和治疗师在性别、年龄、性格、擅长领域及问题方面的匹配，关心治疗师的受训背景和治疗时长，才能让心理治疗进展顺利，取得良好的咨询效果。

最后，对心理健康服务要有合理期待。心理健康服务并不是魔法，可以立竿见影，要对它有合理的期待，要允许有一个逐渐起效的服务过程。根据心理问题的大小，疗程短则几次，长则半年甚至几年；可以根据需要调整，但不要无故缺席或任意停止，否则治疗效果有限。

（李则宣）

49. 为什么有时
单纯使用心理治疗
效果不佳

心理治疗是抗击精神障碍的强力武器，甚至可以作为治疗某些精神障碍的首选方法。但有些受心理困扰的人单纯采用心理治疗却效果不佳，感到很困惑。

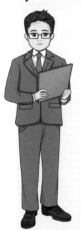

心理治疗效果来自多方面

首先，心理治疗效果取决于"足够疗程"。除了常见的、轻型的心理问题，大多数心理障碍都需要几个星期、几个月甚至几年的治疗过程，其固化的思维、情感和行为模式，绝非一朝一夕就能撼动的。

其次，心理治疗是一种辅助手段，还需要配合药物治疗等其他手段。比如双相情感障碍、重度抑郁或精神分裂症，就不能单靠心理治疗，药物治疗往往是首要的治疗选择。

再次，心理治疗需要来访者的配合。心理治疗实际上是双方的深度互动影响，但很多人做心理治疗，完全交给治疗师处理，自己不愿意改变，或者不付出努力进行心理探索，从而影响治疗效果。

最后，心理治疗离不开家属的支持。心理治疗需要家庭参与，提供给来访者更多的情感养料，帮助他们化解负面情绪，打开思维的禁锢，增强心理弹性和适应性，督促其积极地坚持治疗，巩固治疗效果。

只做心理治疗，不吃药行吗

很多来访者害怕服用药物会有副作用，更担心会成瘾戒不掉，总是不愿意吃药，只愿意做心理治疗。在以下情况，可以考虑只做心理治疗。

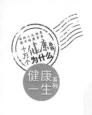
首先，病情较轻、生活质量受到轻度影响的。某些来访者的心理问题和社会功能损害均不严重，可以考虑先做单一治疗。

其次，来访者的心理问题是受人际关系影响形成的。某些人因为职业要求、家庭人际冲突、外部关系破裂等，出现了心理异常，但只要更换环境和人际关系，心理应激就可以消除，则无须服药。

再次，处在孕期、哺乳期的妈妈们，为了不损害孩子的发育，可暂时不用药。

最后，某些特别抗拒药物的来访者，暂时不强行给药。先做心理治疗看看疗效，若病情加重，往往需要药物治疗和心理治疗联合。

（李则宣）

50. 为什么
不能讳疾忌医

出现了心理问题，很多人会觉得很羞耻和恐慌，生怕被别人知道，生生地捂着不肯告诉家人，甚至不愿意去就医。讳疾忌医的原因是多方面的，有人对心理疾病莫名恐慌，总觉得去了医院，无论是否确诊都证明"自己有病了""成了疯子""精神变态了"；有人畏惧社会强大的"病耻感"，害怕被人歧视；还有人对精神科治疗不了解，害怕去了医院就要被关起来强行治疗。

显然，这些看法都比较主观，是对心理疾病及治疗方案的猜忌。实际上，经过精神心理科明确诊断和及时治疗后，大多数来访者都能实现良好预后。讳疾忌医只会耽误治疗。一方面可导致心理疾病由轻症发展为重症、由简单进展到复杂、由急性转变为慢性，从而会增加治疗及后续康复的难度和成本；另一方面可增加患者出现诸多不良乃至严重后果的发生率，如效率低下、人际紧张、物质滥用、伤人／损物、自伤／自杀等，从而也进一步会增加个人、家庭和社会的负担。

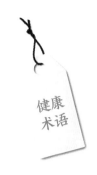

健康术语

病耻感

是精神科来访者所表现出的一种消极的疾病认知和情绪体验。在他们看来，患病令人极为羞耻，并与自我污名化联系在一起；他们不仅觉得周围人会用异样的态度对待自己及家人，而且也会自我贬损，这对其社会功能的恢复造成极为不利的影响。

如何克服讳疾忌医的心理

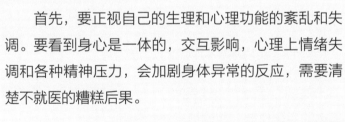

首先，要正视自己的生理和心理功能的紊乱和失调。要看到身心是一体的，交互影响，心理上情绪失调和各种精神压力，会加剧身体异常的反应，需要清楚不就医的糟糕后果。

其次，要多与亲友进行坦诚的交流和求助。告知自己可能有心理问题，亲友也会安慰和劝导；他们也可能帮忙打听病情和治疗方法，协助选择医疗机构，关心治疗的进展。

关键词

心理问题 药物治疗

　　再次，要看到自己人格上的缺陷。承认自己存在一些人格弱点，如无端猜忌、逃避问题、过分节俭等，要把心理疾病的产生和人格缺陷关联起来，并逐步克服这些人格缺陷。

　　最后，要增强自己的意志力。治疗需要一定的周期，需要带着毅力去完成各种治疗活动，同时要尽量坚持原有的工作、学习或生活，不让自己的社会功能下降太快，才能逐步地增强就医的信心和能力。

（李则宣）

51. 为什么有些**心理问题**需要**药物治疗**

　　有些心理疾病需要药物治疗，原因有二。

　　一是病因学上，心理疾病存在大脑神经递质功能的紊乱。可以通过药物的生化作用，控制神经功能紊乱。

　　二是某些心理疾病，药物治疗的作用优于其他治疗。药物起效快，可直接帮助到来访者。严重的心理疾病需要先做药物治疗，待好转后，再辅以心理治疗和（或）物理治疗。

精神科的药物该怎么吃

药物服用注意以下三个环节，才能吃得科学而有效。

（1）**服药前，询问医生细节并做好记录**：药物的别名，服药时间、方法和剂量，什么情况下换药，药物禁忌，服药后身体变化等。

（2）**服药中，坚持安全用药的五原则**：一是做好药品管理，避免多吃、漏吃和少吃；二是以温开水送服，不要用茶水、饮料、牛奶或汤剂服药；三是服药期间不抽烟、不饮酒；四是不添加其他药物，如果将降压药、抗生素、抗凝剂、抗抑郁药、抗癫痫的药物与抗精神病的药物同时服用，要注意不良反应的增加和处理；五是妊娠期的药物使用必须更为严格，否则会有导致胎儿畸形的风险。

（3）**服药后，要学会降低各种身体副作用**：如有口干、乏力等轻微不适，可逐渐耐受而适应。如果感觉恶心，可在进餐时吃药；如果白天服药想睡，就改在夜间；如果便秘，适度多喝水，多吃纤维食物，揉捏腹部；如果身体发福，则少吃多动，加大消耗，必要时换药；如果吞咽困难，就不吃硬物，临时改吃流食或半流食（并积极就医等）；如果手脚抖动无法静坐，或出现药物性癫痫，应立即送医。

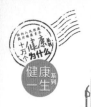

为什么精神科药物有副作用，还需要服药

精神科药物都是经过多重动物实验和临床试验，验证为比较安全和有效才能写在处方里，这说明药物疗效更值得关注，而副作用则被控制在可接受的范围内。药物不良反应的处理，需要精神科医师的协助。

（李则宣）

第五章

直面问题，积极应对

一

**情绪压力
早知道**

1. 为什么人会产生
消极的情绪

复杂的人类情感，包含着多种情绪。情绪是一种主观体验，它的表达可以是多种多样的，有乐观的，也有悲观的；有积极的，也有消极的。消极情绪与积极情绪相对，它是指在工作、学习或生活中，由于各种原因产生的不利于继续完成学业或工作等正常社会活动的情绪体验。消极情绪大多来源于人本身对事物的恐惧、担心及不确定性。

消极情绪的由来

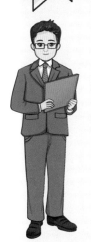

当人们遇到难以解决的困难情境，认为无法面对和解决时，就会产生消极情绪，如忧愁、悲伤、愤怒、紧张、焦虑、痛苦、恐惧、憎恨等。

适度的消极情绪具有一定保护性质。在面对突如其来或无法解决事物的情况时，使人们更早意识到事态的严重性以及任务的危险性，使人类免受一定的心身损害，从而提早抉择或建立自身安全感。与之相反，长期过度的消极情绪，会引发多种心身疾病，如心脑血管疾病及内分泌疾病、各种情绪障碍等，影响日常生活，感到痛苦。

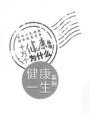

如何应对消极情绪

（1）**建立合理目标：**可以根据自身情况确立合理且积极的目标，并制订下一步计划，根据计划表的时间及进度尽可能地逐条完成，每完成一个小目标，我们都要给予自己一个奖励，这种犒赏机制，能够帮助我们及时予以自我肯定和鼓励，树立自信心。

（2）**学会倾诉：**不要独处，多与家人、朋友交流，尝试着与家人、朋友、老师、同学等倾诉，获得支持和鼓励，宣泄情绪。

（3）**检验事实：**影响情绪的不是事件本身，而是我们对事件的看法和解释。但消极情绪较重时，会影响我们对事件的看法，所以不要急于回应情绪，先检查一下对事件的看法是否准确，是否过于消极，看法和事实往往不是一回事。

（白璐源）

2. 为什么**消极情绪**会使人**寝食难安**

你是否有过这样的经历，当我们出现消极情绪时，身体会出现胃痛或腹泻等症状，寝食难安，身体不舒服会导致情绪处理更加困难。

如何将这样的不良影响降低到最小程度？

消极情绪会带来哪些身体损害

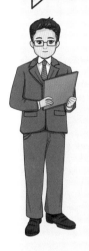

（1）**免疫系统：** 科学证实，长期处于紧张和焦虑状态时，免疫系统处于慢性应激状态，身体释放大量炎性因子，导致出现各类感染等免疫系统疾病。临床数据显示，那些快乐、镇定、心情不错的人比情绪抑郁的人更容易远离感冒。

（2）**消化系统：** 身体情绪和胃肠道之间有一条高速通道，线路的这一头，是控制精神和情绪的大脑，另外一头就是胃肠道，是目前医学上研究的"脑-肠轴"理论。情绪失控，就会出现腹泻、消化不良、食欲下降等表现。

（3）**心脑血管疾病：** 紧张的情绪导致交感神经功能紊乱，心脑血管处于挛缩及应激状态，严重时造成血压升高、心律失常。长期负面情绪的积累，甚至可能缩短我们的寿命。

（4）**认知功能：** 长时间处于沉重的坏心情中，可能导致认知功能受损，表现在处理问题的速度及注意力集中方面出现损害，从而损害记忆力，出现反应迟钝、健忘等现象。

有消极情绪时该怎么办

（1）**情绪的早期识别：** 能够意识到自己的情绪与正常状态的不同，意识到消极情绪已经影响到日常生活及身体状况。有消极情绪并不代表你是脆弱的。

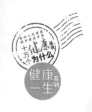
（2）**情绪的转移：**做一些能让你感到掌控感或满足感的事情，将注意力放在其他活动当中，如一场温馨的电影、一些体育活动或一餐美食。然后再去尝试调整情绪，会有一定改善效果。

（3）**照料身体：**治疗或缓解躯体不适，维持日常生活节奏，避免影响情绪的物质，如酒精、烟草、药物等，维持充足睡眠，适度运动。

当身体由于情绪出现一系列问题时，我们在调节情绪时，也要积极对症处理躯体问题，必要时到医院就诊，以免延误病情。

（于健瑾）

3. 为什么要**在生活中保持平和心态**

我们在生活中面对不同的事物、不同的人，内心总是会潜意识地出现某些情境体验，这就是心态。心态决定了我们看待世界的方式，驱使我们进行思考、学习和行动。

不同的心态带来哪些不同影响

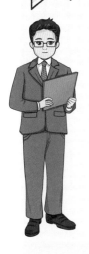

　　一个人的心态直接决定着他/她的思维方式，而思维方式决定了行为模式，行为模式最终指向事情的结果。如果一个人对事件本身抱有积极的心态，那么他/她行动的驱动力就促使他/她去不断地努力和争取。如果一个人经常出现慌乱及悲观的心态，那么他/她在处理很多事情上都会显得焦虑、烦躁，遇到困难自怨自艾、怨天尤人，有时候把事情想象得很糟糕，感觉末日要来临，精神颓废了，最终导致无法完成设定目标。

　　在当今社会如何平衡权利、金钱、知识、人际关系等诸多因素，平和的心态在其中起到至关重要的作用。平和的心态是以静识物、以静观心，是人们认识真理和自我修养的基本方法。在日常生活中，培养平和的心态，拒绝急躁，才能使我们避免失误；而遇到挫折和困难时，依靠平和的心态才能找到解决问题的方法，避免消极被动和丧失信心。

如何保持平和的心态

　　（1）接受自己的平凡及不完美：不要被欲望充斥头脑，对自己有正确的认识。要明白很多焦虑不安都源于能力与欲望的不对等，虚高的欲望一旦不能得到满足，形成的反差就越大，心态就越容易失衡。

　　（2）不做攀比：当我们看到身边同龄人有着这样和那样的成功，内心自然都会产生一种嫉妒之情。嫉妒之情有利的一面可

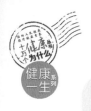

以推动内驱力，不断奋进，但是不能盲目攀比，要摆脱精神耗竭，否则只能庸人自扰。

（3）定期为心灵清除垃圾：当我们有负面情绪时，要每隔一段时间做一个总结，适当的释怀及遗忘，转移注意力，投入一段全新的生活场景，轻装上阵。只有把自己能力范围内的事情做好，尽自己所能，接受生活中的不完美，才能保持平和的心态。

（于健瑾）

4. 为什么
孩子会恐惧上学

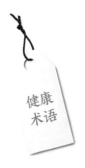

健康
术语

恐惧

　　是指人们在面临某种危险情境，企图摆脱而又无能为力时，所产生的担惊受怕的一种强烈压抑情绪体验。

恐惧心理就是平常所说的"害怕"，"害怕"无法处理眼前的危机，"害怕"眼前的人和事物。上学是每个人学习新知识的必经之路，新知识累积的同时，孩子们也在不断接受各方面的挑战和压力。上学过程中他们要面对感兴趣或不感兴趣的科目，有时不够理想的成绩还会打击他们的学习兴趣。如果您的孩子对上学表示恐惧及抗拒，您需要明确原因，及时纠正处理。

孩子恐惧上学的原因有哪些

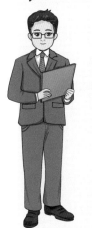

（1）成绩差，学习跟不上：学习过程中，大家对新知识的理解程度不同。家长对孩子期望值高，有时因为成绩不够理想，对孩子加以训斥，久而久之导致孩子厌学，自我潜移默化"我跟不上，我学不会"，所以就会恐惧上学。

（2）与同学及老师产生矛盾：学校的环境就像一个微小的社会团体，孩子们最早在这里领悟到进入社会前的社交规则。但孩子们心智还不够成熟，有的孩子性格内向敏感，有时会因为同学或老师的几句话或一件处理不当的矛盾，而与其他人产生隔阂，或是遭受校园霸凌，而不敢去学校。进而严重到不愿面对，恐惧上学。

孩子恐惧上学该怎么办

（1）制定合理的学习计划和目标：如果孩子是学习跟不上而不愿上学，那么需要激发孩子的学习兴趣，不再强调成绩，而应注重学习过程，制订切实的目标，让孩子根据自己的能力情况有针对性地设定目标，凡事不能操之过急，给孩子足够的空间和时间，让孩子学会成长，才能有效地缓解厌学的情绪，缓解排斥学习的问题。

（2）倾听孩子生活中的困惑：家长一味地斥责或是强迫孩

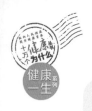

子立刻回到学校，往往会导致孩子更加抵触。不如听听孩子的想法，询问他／她有哪些困惑和理由。制造机会让孩子多交朋友，也可以用自己的切身经历来鼓励孩子在生活中如何面对困扰他／她的人际关系，劳逸结合、培养他们广泛的兴趣，这样孩子才能有更多的动力、活力以及求知欲，消除对上学的恐惧感。

（3）如果孩子对于上学恐惧，同时伴有明显的焦虑、抑郁、烦躁等情绪，经过心理疏导仍然无法减轻时，有必要带孩子到专业的精神心理门诊就诊，让专业的医生评估孩子是否有抑郁症或焦虑症。

（白璐源）

5. 为什么 **辅导孩子**做作业时，总是**控制不住要发火**

网络上有人形容这样一种家庭氛围，"不写作业，母慈子孝；一写作业，鸡飞狗跳"。家长被气得头晕脑涨、愤怒、喊叫。孩子被吓得紧张、哭泣，甚至出现厌学情绪。该如何避免出现这样"两败俱伤"的情景呢？

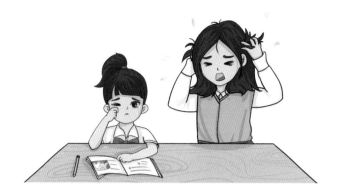

为什么家长在辅导作业时会脾气暴躁

（1）孩子没有达到自己预期的样子：每个家长都会给予自己的孩子很高的期望，当孩子做错题时，家长意识到这和自己内心预期的目标出现差距，就开始表现得烦躁，尤其是当孩子们重复做错题时，家长如果再缺乏耐心，甚至会出现动手打人的情况。在这种暴躁、施压的行为下，会让孩子的内心更加紧张，影响他们的解题思路。解不出题，就会导致家长更加暴躁，如此恶性循环。

（2）自己情绪的突破口：家长在辅导孩子作业前，多是完成了一天忙碌疲惫的工作，自身工作压力以及不良的情绪体验，一旦遇到不满意的生活事件时，瞬间"燃爆"。这种情绪的转移并非出于家长本意，但是对孩子造成的伤害是巨大的。

如何做到心平气和

（1）认清原因：对于孩子出错的题，家长应分析错误的原

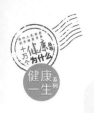

因。如果是由于孩子审题不清，应该督促注意细致审题，平时增加专注力训练。如果是因为知识基础没有掌握好，那么需要家长仔细帮助孩子分析解答，欲速则不达，家长如果一味地敦促，孩子也会在慌乱中应答，下次还是会做错。不要时刻盯着孩子，这样会让孩子非常紧张，不利于集中注意力思考。尽可能在较早的时间完成作业，否则临近睡眠，困倦夹杂着紧张，孩子在委屈和愤怒中入睡，第二天上学也会无精打采，情绪受到影响。

（2）家长情绪稳定才能培养出情绪稳定的孩子：孩子就是家长的一面镜子，他们会模仿家长遇到难题时的情绪。如果你大吼大叫，那么他们在今后生活中遇到无法解决的难题时，也会和你有相同的发泄表现。情绪稳定的父母从小给孩子更多的欣赏、鼓励、接纳。孩子安全感完整，那么今后遇到困难，也会有自信去克服和解决。

为什么辅导孩子时会脾气暴躁

如何做到辅导孩子心平气和

（于健瑾　梁　红）

6. 为什么
总是烦躁不安

有时我们会突然出现烦躁不安的情绪，看什么都不顺眼，焦虑、紧张、坐立难安。这样的烦躁，有时伴随一定的原因，例如接触到某些人或物，或在某些场所。又或者这样的心烦意乱并没有特定的原因，莫名的烦躁，严重时甚至会出现濒死感、心悸、呼吸困难等表现。

为什么会烦躁不安

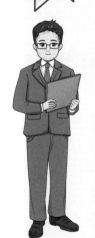

（1）**生理原因：** 在我们的精神活动中，一些微妙的神经递质（如去甲肾上腺素、5-羟色胺等）起着左右我们情绪的作用，当它们出现紊乱，我们的情绪也会随之出现波动。另外，需要排除伴有焦虑症状的心身疾病，如甲状腺功能亢进、肾上腺肿瘤等。

（2）**个性和应激事件：** 越来越多的研究证实，人的个性特征与成年后的情绪控制有重要关系。有一类人比较要强，凡事追求完美，担心受到指责，喜欢被接受和赞美。追溯这些有焦虑情绪的人一年以内的生活，多少都有不如意和难以应对的压力。就好像房屋的外观很完美，可是内室千疮百孔。一旦房屋破损，不良情绪就会显现出来。

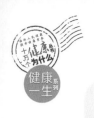

烦躁不安时该怎么办

（1）**认可自己的烦躁情绪：**适当释放情绪，过分的压抑和回避只会让自己更烦躁。可以通过在空旷的地方大喊、哭泣（前提是不要干扰其他人生活）或是唱歌、跑步等释放。

（2）**暗示、自我转移：**给自己一定的心理暗示，不断重复地告诉自己"我可以，我能够冷静下来"，结合慢深呼吸，让自己迅速平静下来。避免不良场所及人物的刺激。重复做机械性的、不需要过度用脑，但是消耗体力的活动，如打扫卫生。

（3）**分析、总结：**当情绪回归到平静时，需要总结及分析。如心烦意乱出现的原因及过程，自己通过哪些方法平复了心境，积极纠正错误理念，避免下次再出现类似情况。

（4）**积极就诊：**无论是生理性还是个性及应激方面导致出现情绪不稳，心烦意乱，首先需要到正规医院就诊，原因是很大一部分人的焦虑情绪和抑郁情绪是同时存在的。所以需要排除抑郁症或焦虑症的可能。

（于健瑾 梁 红）

7. 为什么
要有**自我减压方法**

　　生活中我们会面对各种各样的问题，难以解决的问题堆积，形成压力，会导致人们逐渐出现心理或生理方面的问题。面对压力，人们要进行自我疗愈，通过改变心理或生活模式，让自己有效抗压，积极面对生活中各种压力。这种"自我疗愈"的方法就是自我减压。

专家说

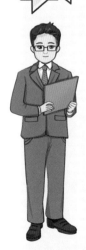

心理压力过大会产生哪些危害

　　（1）**诱发心理疾病**：压力性的生活事件作为"应激源"，可以使人们产生一系列的心理反应。轻微适度的应激源可以激发内在潜能，去适应外部变化的环境，但强烈且影响较大的应激源，让人难以承受，人们逐渐出现焦虑、抑郁、恐惧等情绪体验。

　　（2）**诱发认知功能损害**：压力性的情绪可通过降低脑功能区的脑灰质，导致大脑内侧前额叶皮层容量的减少。从而损害记忆力，降低学习能力。

　　（3）**导致躯体疾病发生或加重**：心理压力过大，会刺激交感神经及促进肾上腺素分泌，会诱发或加重多种躯体疾病，如高血压、冠心病、消化性溃疡、脱发、恶性肿瘤等。

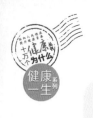

自我减压方法

（1）**养成健康生活方式：**包括平衡膳食、多摄取营养；避免喝酒、咖啡因含量高的饮品；培养爱好，留意可以使自己放松的活动；注意睡眠卫生，保持良好睡眠；培养运动习惯。

（2）**学会情绪管理技巧：**不抗拒情绪出现，不把情绪作为事实。留意自己的思维惯性，识别并调整思维中的歪曲认知，不随意给自己贴标签，如"我不胜任""我好笨"等。接受不能改变的，改变可以改变的。

（3）**建立个人支持系统：**要有三两个"倾诉衷肠"的密友，有四五个趣味相投的好朋友，有七八个志同道合的伙伴，挂念善待家人，获得情感物质支持。

（4）**不断投入提升自我：**要善于分享工作学习成就，不要贬低自己，增强自我效能感。不断学习、提高解决问题的能力，增强自身抗压能力。

（5）**学会自我心理减压：**在生活中直面困难，将有助于我们调整自己的情绪，顺利渡过各种难关。

（白璐源　杨甫德）

8. 为什么**无法走出**
心理创伤的阴影

创伤事件一般都是突然发生、无法抵抗的，不止洪水、地震、火灾等自然灾害，还包括日常生活中可能会受到的长期被冷暴力、精神虐待、躯体虐待或者暴力、战争、车祸等。

心理创伤会带来哪些危害

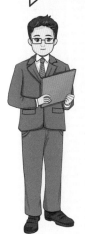

（1）**紧张及恐惧感：** 大部分人面临心理创伤，会出现紧张及恐惧感，因为他们感到丧失了对外在世界可预测性的能力，失去了被保护的信心。

（2）**回避：** 因担心灾难会再次发生，总是回避或拒绝尝试有类似特征的地点、物品、声音、颜色或气味等，影响日常活动范围，无法享受正常娱乐和人际交往。

（3）**失控：** 脑中不断闪现创伤经历的画面，挥之不去，分不清现实与梦境。感到对自己和日常事务失去控制，情绪不稳定。

（4）**紧张警觉：** 因为害怕，对很多事情保持高度警觉，紧张不安，在睡梦中惊醒。

（5）**情绪变化：** 哭泣、悲伤、懊悔、无望感。

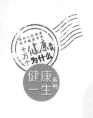

怎么走出心理创伤的阴影

（1）**暂时脱离创伤场所：**在强大的心理基础尚未构建完成前，暂时需要先避免再次目睹创伤事件，或重回创伤环境。这样会造成情绪波动，加重紧张、恐惧不安。

（2）**逐步接受：**当恐惧感减轻时，可以短时间对创伤事件进行想象或情境接触，增加对创伤事件的适应和耐受能力，直至消退恐惧记忆，这个时候应该予以精神支持疗法、放松训练等，以帮助觉察自身情绪变化，逐步缓慢接受现实，降低生理心理应激反应水平。通过交谈来减轻反应压力，包括公开讨论内心感受，支持和安慰，帮助当事人在心理上淡化创伤体验。

（3）**逐步回归生活：**尝试新的发现，关注新的事物。让自己的生活充实起来，尝试恢复人际交往，避免独处，有适当的运动，回归原有生活模式及氛围，寻找新的关注点。

（4）**寻求专业医疗救助：**如果经历创伤事件后出现严重抑郁情绪、自杀观念或行为、精力下降、疲倦、肌肉疼痛、失眠、做噩梦、心神不宁、呼吸困难、恶心、心跳加速等情况时，需要专业的医疗诊治，防止出现意外风险。

（白璐源　杨甫德）

9. 为什么

抑郁情绪与抑郁症
不是一回事儿

我们有时会出现悲伤、自信心下降的主观内心体验，感到心情郁闷、不开心，提不起兴致，怀疑自己是不是抑郁了。抑郁是不是抑郁症？事实上抑郁是一种情绪，不一定是抑郁症。

专家说

如何区分抑郁和抑郁症

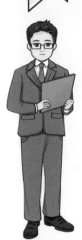

如果抑郁的感受是即时出现，与所处的环境、经历的事物相符，这种短暂的认知体验被称为抑郁情绪。抑郁情绪时间短、症状轻，自己能够调整，对日常生活学习影响小，往往局限在压力事件中，一旦压力事件解除，抑郁情绪也会随之恢复，不用经过治疗。而抑郁症是一种疾病，它除抑郁情绪体验外，还伴有其他症状，持续时间长，严重影响日常生活、人际交往和学习功能。抑郁症的病因与发病机制尚不明确，概括地说其发病是生物、心理、社会（文化）因素相互作用的结果。

而抑郁症的抑郁情绪体验持续两周以上，并伴随兴趣减退、精力不足等症状，难以自行调节，对生活影响较大，需要到精神专科医院排除抑郁症的可能。

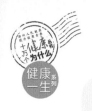

如何调节抑郁情绪

（1）**控制压力事件：** 在能力范围内尽量回避过多的压力，确认压力事件，核对对事件的解释和看法。

（2）**坚持日常规律：** 从简单的事情开始做起，如按时起床、避免白天长时间躺在床上、按时上班上学等。

（3）**增加轻松活动：** 增加户外运动，多到户外活动，与大自然接触，照顾小动物，养花，听轻松的音乐，积累积极情绪。

（4）**开展积极对话：** 用"是的，我情绪不佳，可是，我可以……"的方式进行积极自我对话，一步步解决问题。

（5）**照顾自己生活：** 保障充足睡眠，饮食规律均衡，应对身体不适，做些放松活动。

（于健瑾）

二

人际交往
有烦恼

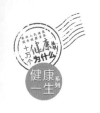

10. 为什么有些人**总能保持良好的人际关系**

人际关系 良好 健康 幸福

人际关系指人们在交往过程中结成的心理关系、心理上的距离。每个交往的个体在个性、认知、情感等方面的融洽或隔阂、吸引或排斥，必然会导致双方人际关系的亲密或疏远。它包含朋友关系、夫妻关系、亲子关系、同学关系、师生关系、同事关系等。

专家说

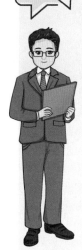

不同的人际关系带来哪些不同的影响

美国哈佛大学在一项历时 75 年的研究项目中发现：一个人在 80 岁时是否健康幸福，最重要的预测指标，不是财富，也不是事业上的成功，而是他/她对于人际关系的满意程度。

良好的人际关系可以让我们更容易获得他人的支持和帮助，能够更快地实现目标和愿望。同时，良好的人际关系也能够让大家彼此处于愉悦和满足中，让我们的内心获得尊重和认可。

不良的人际关系会导致心理负荷过重，心绪无法排解及诉说。久而久之导致个体性格缺陷，离群索居会使人产生孤独、悲伤、焦虑等各种心理问题。

如何才能保持良好的人际关系

（1）**以诚待人**：诚挚的态度是建立良好人际关系的前提，以诚相待会让对方有安全感，认为你是一个值得相信并可靠的人；相反华而不实、虚情假意会让人心存警惕，这是维系人际关系最基础的一步。

（2）**平和宽容**：人际关系相处中，难免会出现一些矛盾摩擦，如果能保持宽容及平和的胸襟，容忍别人的错误，也是给自己多留一条路，从而获取更多的支持。

（3）**取他人之长**：以敌意的目光看人，收获的往往也是敌意和轻视；以赞赏的眼光看人，收获的往往就是善意与赞赏。从不吝啬对他人的掌声，因为你今日给出的掌声，会让对方感到温暖和支持，向对方学习，帮助你自己变得优秀。

（4）**稳定的情绪**：人是趋利避害的动物，会根据周围的环境选择栖息场所，好的情绪使人身心平和，有主动接近的想法。坏的情绪会殃及池鱼，使人感到恐惧，避之不及、快速逃离。在人际交往中无视他人的意愿、需要和心理感受，会使交往产生障碍。

（5）**淡泊利益得失**：往往过于在乎自己利益的人会表现得比较刻薄，对待周围的人或事斤斤计较，担心自己利益受损，这样的人给人一种压迫感，他 / 她不愿与其他人分享，那么其他的人也不愿和他 / 她分享。

（梁伟业）

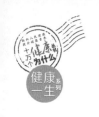

11. 为什么要**保持良好的人际关系**

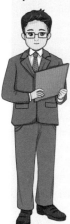

社会交往　人际关系　与人相处

生活中大部分的烦恼来源于人际关系。和同事关系处理不好，就会影响你的工作；和爱人关系处理不好，就会影响你的生活。没有人愿意与别人产生冲突，都希望能和身边的人友好相处。为什么我们需要保持良好的人际关系呢？

人际关系，就是人们在生产和生活活动过程中所建立的一种社会关系。哲学上定义人是一切社会关系的总和，人的社会属性决定了人际关系的重要性。积极心理学之父马丁·塞利格曼，提出了幸福人生的 5 个要素，最不容忽视的一个要素就是良好的人际关系。美国成功学大师卡耐基曾说过："一个人的成功，15% 取决于他的专业知识，85% 取决于他的人际关系。"

保持良好的人际关系可以给我们带来许多益处

（1）**是社会适应的基础：**社会适应离不开与人相处，良好的人际关系可以帮助你完成工作任务，适应新的环境，提升沟通能力，获得必要的资源和信息。

（2）**有助于满足我们的心理需求：**马斯洛曾提出需求层次理论，良好的人际交往有助于我们满足被爱的需求以及获得归属感，获得别人的尊重与接纳。

（3）有利于身心健康：有助于帮助我们缓解压力，有助于睡眠。良好的人际关系也有助于缓解不良情绪。

（4）有助于个人成长：良好的人际关系可以帮助我们在安全稳定的环境中成长。良好的人际关系如同一面镜子，在与他人的互动中了解自己，促进自我完善与人格成熟。

（5）可以帮助我们面对挫败与困境：面对困境或是危险时，良好的人际关系是我们最重要的心理支持资源，可以帮助我们承受痛苦、面对困境、接纳现实、走出逆境。

（颜　峰）

12. 为什么在**人际交往**中要**"求同存异"**

关键词

人际关系　价值观　同理心

古语云，"物以类聚，人以群分"，大多数情况下，寻找彼此的共同点是我们一段人际交往的开始，而如何保持长久良好的人际关系，则让很多人感到困扰。有时会觉得性格不合，有时会觉得三观不一致，有时会觉得想法不在一个频道，总是感觉他人与自己存在诸多不同，甚至是难以相处，矛盾和烦恼也就自然产生了。

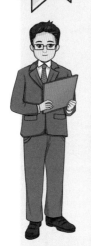

"求同存异"，指处理人际关系时，要善于寻找彼此的共同点，保留各自的不同点，这是处理人际关系的一种原则和智慧。求同存异最早出现在儒家经典《礼记·乐记》："乐者为同，礼者为异。同则相亲，异则相敬。乐胜则流，礼胜则离。"人和人之间存在很大的差异性，交往过程中彼此的个性、行为模式以及价值观均会有不同，同样的事情不同角度、不同身份、不同立场，自然产生的行为效应也不同。

人际交往中求同存异的心理学基础是同理心，无论什么样的人际关系，均是人与人之间的互动交流，不同的人有不同的立场和认知模式，保持同理心的能力，可以提高与他人互动的质量和效果。

求同存异，首先需要认识到人与人之间的诸多不同，只有我们内心意识到每个人都是独立的个体、普遍存在差异的客观事实，才能真正慢慢接纳这种差异。其次，尝试站在他人的立场理解其难处，避免自我认知的狭隘，避免仅从自我的视角去看待问题，可以让我们更加理解别人的行为。最后，需要有包容之心、宽容的肚量，求同存异也意味着要有宽以待人之心，能够在小事情上包容理解别人的行为，才有助于帮助我们维系一段持久稳定的人际关系。

人际交往，注重求同存异，方为相处之道。

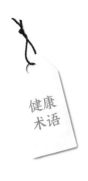

同理心

心理学定义为设身处地理解、共情。主要体现在情绪自控、换位思考、倾听能力以及表达尊重等与情商相关的方面。有学者认为同理心是对一些需要帮助的人感同身受和关心，是影响亲社会行为的重要因素。

（白璐源）

13. 为什么
到哪儿都不合群

在人际交往中，我们常常发现有些人是不合群的。他们总是独来独往，不参与任何群体的活动。他们内心常常感到孤独，觉得自己走到哪儿都无法融入集体，为此痛苦困扰。

专家说

一个人在社交活动中表现不合群，可能存在以下几个方面的因素。

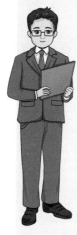

1. 心理个性因素

（1）**社交能力不足，缺乏自我表达的能力**：人际交往中过度在意自己的表现，缺乏他人的正性反馈，逐渐地内心抗拒与他人产生互动。

（2）**自我个性突出**：现在的年轻人大部分都是独生子女，成长环境中缺乏竞争关系，父母对其大多宠爱有加，因此更加喜欢表达自我个性，特立独行，不喜欢遵循社会群体规范，由此表现得不太合群。

（3）**缺乏自信，性格孤僻**：有些人的成长环境促使其不够自信，自卑情结明显，缺乏对自我的客观认识，难以完成建立自我认同。总是觉得自己比别人低一等，害怕受到别人的歧视，不敢与别人相处。

（4）**可能罹患社交恐惧症等心理疾病**：罹患社交恐惧症，往往表现为社交不合群，在人多的场合就异常紧张焦虑，害怕在社交场合讲话，以至于影响工作生活，为此感到痛苦。

2. 社会环境因素

（1）互联网时代，人们面对面互动交流的机会减少，现实世界的交往动机和场景机会越来越少，导致现实社会的社交能力下降，逐渐变得不合群。

（2）所处的群体环境与自己的理想社交需求不匹配，比如总觉得不被理解，或者担心自己说错话，觉得和别人不是一路人。内心的社交需求与现实群体环境反馈的信息存在差距，感受不到被接纳，个人展现的气场与群体环境不搭，也会让人感受到不合群。

健康加油站

恐惧症的分型

（1）广场恐惧症： 主要表现为对某些特定环境的恐惧，如人群、公共场所、离家旅行、独自出行等。

（2）社交恐惧症： 核心症状是害怕在公众面前被人注视而导致社交情景的回避。

（3）特定恐惧症： 表现为对以上两种类型以外的某一种或少数特殊物品、生物、情景或活动的害怕。

（颜　峰　杨甫德）

14. 为什么
一和别人说话就脸红

关键词

社交恐惧　自主神经功能紊乱

大多数人只有在少数社会交往情境或当众演讲或表演时感到恐惧，通常情况下仅仅表现为轻微的紧张，躯体焦虑症状并不明显，对日常生活影响不大。但有些人一和别人说话就脸红，还常常伴随不同程度的心跳加快、出汗、手抖等，同时伴有焦虑、紧张、恐惧情绪，严重影响社会交往，自己感到非常痛苦，这种情况往往是因为患上了社交恐惧症。

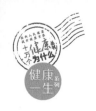

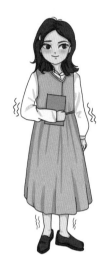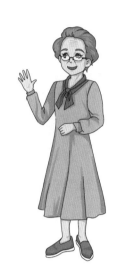

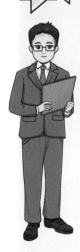

一说话就脸红，主要是紧张情绪导致面部毛细血管扩张引起的。害羞脸红常常是社交恐惧症最突出的自主神经功能紊乱的表现，除了脸红，还常常表现为不愿被人注视和关注，不敢和人对视，不敢在公共场合发言。社交恐惧的人常常伴有对他人的批评、负性评价过分敏感，自卑、缺乏自信，通常伴有较差的社交能力和可以观察到的焦虑特征，给他们的学习生活以及工作带来明显影响。

社交恐惧症多在青春期起病，患病率约 3%~13%，轻微的社交恐惧症往往不需要治疗，可以尝试自我调节。

1. 尝试接纳脸红的事实，淡化其带来的负面影响。

2. 平时多注意培养自己的自信心。

3. 重要事件或社交情境前做好充分的准备工作。

4. 私下多尝试练习说话表达，提升社交能力。

5. 尝试学习深呼吸放松训练缓解紧张情绪，进行社交技能训练。回避社交的人往往害怕自己表现不够好，害怕自己在公共场合说错话，与人交流的时候也会紧张害怕，社交技能训练可以增强社交功能。

但如果比较严重，对本人造成明显痛苦，或对其生活社交造成明显影响，就需要治疗干预。社交恐惧症的治疗目前公认有效的是心理治疗和药物治疗，其中以心理治疗更为重要。药物治疗包括抗焦虑药物和抗抑郁药物。

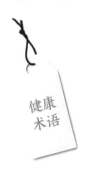

健康术语

社交恐惧症

属于恐惧症的一个亚型。特点是明显而持久地害怕社交性情境或可能诱发使人感到尴尬的社交行为和活动，一旦面临这种情境立即出现严重的焦虑反应。本人明知这种反应是过分和不合理的，但无法控制，只能回避各种社交场合，明显影响个人的生活、职业和社会功能。

健康云课堂

为什么一和别人说话就脸红

（颜　峰　杨甫德）

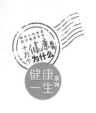

15. 为什么
总想讨好别人

讨好型人格 自我认同

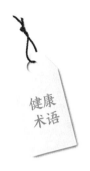

健康术语

人格

包括人的气质和性格。既是各种心理特性的总和，也是各种心理特征的一个相对稳定的组织结构，影响着一个人的思想、情感和行为。

生活中有些人会有这样一种心理，面对别人时，总是想着去讨好对方。他们常常委屈自己来迎合他人，害怕自己的需求或想法与他人冲突，所以极力压抑自己的想法，总是想方设法讨好别人，很多人称之为"讨好型人格"。

专家说

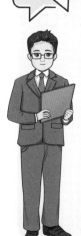

总是想讨好别人，的确可能存在"讨好型人格"的性格特点，具体表现为：①过分敏感：对他人的言行、情绪极为敏感，能够敏锐觉察他人的心理需求，甚至过度解读，做事谨小慎微；②极度自卑，缺乏自我认同：对自己缺乏客观认知，总是担心自己做不好，害怕失败与被否定，缺乏自信，不敢真实地表达自己；③不懂得适时拒绝：为了满足他人的需求，淡化或压抑自己的需求，从不拒绝别人提出的要求。

事实上，心理学界并没有"讨好型人格"这一说法。无论是人格的八种类型还是五大人格特质理论，都没有"讨好型人格"的分类。这个名称更像是一种便于理解的比喻，而非真正的人格类型。"讨好型"的概念多见于萨提亚人际沟通理论。萨提亚人际沟通理论将沟通方式分为五种：指责型、讨好型、超理智型、打岔型、表里一致型。讨好型人格并未纳入人格障碍诊断体系，更倾向于一种社交行为模式，而非人格障碍。

讨好型人格形成的原因很多，大部分和成长经历有关，包括原生家庭没有得到过"无条件的爱"，缺乏鼓励和认同，个性自卑，缺乏安全感，或者在人际交往中遭遇伤害、被人欺负或被孤立过等。

如何改善这种讨好型人格带来的不安

提高自我认同，接纳内心真实的自己，慢慢改变不良的认知模式，学会将认同感的来源从外部转移到内部，建立自己的审视标准，关注自己的优势。遇事多考虑自己内心真正的需求，理性分析，学会简短精练地表达拒绝。

（颜　峰）

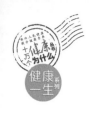

16. 为什么**总感觉**
不被身边的人理解

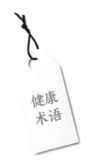

健康
术语

自我认同

　　是一种个体对自己的认识和理解。它是个体对自己的身份、价值、能力和目标的认识和理解的总和。自我认同是个体在社会中的角色感和个人意识的重要组成部分，也是个体自我意识和自我概念的重要基础。

　　在一段关系中，你是否有过不被人理解的感受？感觉自己无论做什么，对方都不能理解自己，就好像自己做什么都是错的，没有人关心你的诉求，没有人倾听你的想法，没有人理解你、支持你，为此感到强烈的无助与孤独。

为什么总感觉不被别人理解

　　（1）外界因素：每个人的立场角度不同，对事物的理解自然不可能完全一致；不同的思维模式导致认知错位，由此产生理解需要上的差异。

　　（2）内在因素：自我认同感缺失，需要不断在外界汲取被理解的感觉，由此产生过度的代偿性需求；缺乏安全感，不敢将自己的真实想法和需求告知他人，害怕不被理解或被拒绝。

如何改变这种心态

（1）**接纳不被理解是人际交往中的常态：**大多数情况下，我们无法全部理解他人或是他人也无法全部理解我们，接纳这样的事实有助于我们不执着于被他人理解的幻想，减少因为感到不被理解所造成的内心痛苦与影响。

（2）**尝试在人际交往中准确表达自己的感受与需要：**不善于表达或者常常用抱怨来表达内心的感受，向外传递的是回避或是拒绝，而希望被理解的动机被隐藏。尝试清晰准确地表达自己，有助于别人理解自己。

（3）**学习提升理解别人的能力：**想要别人理解自己，先要尝试着去理解别人。人际交往中沟通是双向的，要懂得换位思考，才能够从他人的角度去理解他 / 她的行为。还要学会选择合适的沟通方式，不同的场合或是不同的人际关系要采用不同的沟通方式进行交流。

（4）**结交志趣相投的朋友：**只有三观契合，又有共同志趣的人才容易在交往中保持长久的友谊，结交朋友不在多而在精。真正的朋友可以让我们被理解的需求得到适当的满足。

（颜　峰　杨甫德）

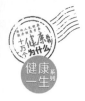

17. 为什么总是怕 说错话、得罪人

生活中有些人总是担心自己说错话，说话小心翼翼，生怕得罪别人，但是有的时候越是这样反而越容易说错话，为什么我们会有这种担心呢？

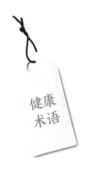

关键词

投射 共情 自我接纳

健康术语

投射

属于一种心理防御机制，是指将自己的思想、价值观、态度、情绪等个性特质，不自觉地影射到外界事物或他人的一种心理现象，将自己潜意识中的欲望投射到别人身上，以此来缓解自己的焦虑。

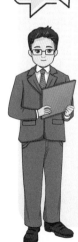

专家说

怕说错话、得罪人的心理

（1）**童年创伤：**早期我们与父母的关系会影响我们成年后的人际交往模式。童年期如果父母对我们过于苛刻、挑剔与评价，容易让我们的内心始终存在被他人认可的缺口，以至于成年后不停地在与他人的关系中寻求创伤的疗愈。

（2）**自信心不足，过度完美主义：**在人际交往中，将内心的不自信和不接纳投射到外部，认为别人同样会这样看待自己。期望自己在人际交往中时刻表现完美，甚至是说每一句话都要保持完美的幻想。

（3）过度在意别人评价：我们害怕别人评价的部分，其实也是我们自己不接纳自己的部分。害怕面对质疑，害怕面对自身存在的问题，害怕作出改变，习惯保持自恋的心理防御。

（4）缺乏表达能力：有些时候怕说错话，也许是曾经有过说错话的经历，让我们害怕再次犯错，因此失去很多表达说话的机会，慢慢地表达能力下降。

如何改变怕说错话、得罪人的心理

（1）保持平和心态，停止过度共情：往往有以上困扰的人属于高敏感人群，他们具有很好的共情能力，过度在意解读他人的反应，很容易受他人影响。

（2）增强自信，接纳自己：缺乏自信，无法在人际交往中自然表达是很多人怕说错话、得罪人的心理基础。人无完人，我们不可能做到事事完美，同样说的话也不可能让所有人都满意，因此尝试接纳自己，培养在人际交往中的自信，有助于你敢于表达。

（3）练习说话技巧：平时可以尝试在熟悉的人面前练习说话技巧，慢慢积累正向反馈，逐渐提升言语交流的能力。

（颜　峰）

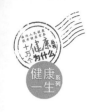

18. 为什么会
不好意思拒绝别人

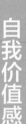

生活中有些人即使面对自己不太想做的事情，也总是会无底线地满足别人的期待，甚至是无理要求。而一旦拒绝别人，就会觉得让对方失望或生气，从而产生压力、愧疚和罪恶感，因此内心痛苦矛盾，却又不好意思拒绝别人。

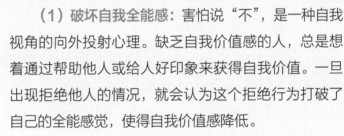

不好意思拒绝别人可能的原因

（1）**破坏自我全能感**：害怕说"不"，是一种自我视角的向外投射心理。缺乏自我价值感的人，总是想着通过帮助他人或给人好印象来获得自我价值。一旦出现拒绝他人的情况，就会认为这个拒绝行为打破了自己的全能感觉，使得自我价值感降低。

（2）**害怕关系的破裂**：人际关系的稳定和谐，会让我们在社交中得到认可与满足。有些人因为害怕关系的破裂，不断地压抑真实的自己，隐藏自己真实的情感与想法，不敢拒绝别人。

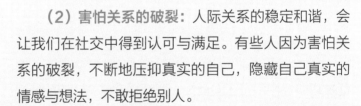

如何改变这种心态

（1）**接受拒绝的客观结果**：害怕拒绝别人，是担心拒绝会产生我们不愿接受的结果，伤害到他人或是破坏了原有的关系，甚至让自己产生内疚感等，但事实并非如此，尝试接纳拒绝后的客观结果，有助于我们学会拒绝。

（2）**为自己设定界限：**我们可以尝试为自己划定一些不可逾越的底线，来作为拒绝别人的条件，当别人提出的要求触碰到这些底线时，清晰明确地告诉对方这个标准，拒绝起来就容易一些。

（3）**增强自我价值感：**害怕别人失望的背后其实是过度依赖别人的评价，这会使你的情绪受别人左右。不妨多去做些自己擅长的事情，提高对生活的掌控感，多一些对自己的肯定，才能让自己在拒绝别人时更有底气。

此外，拒绝别人也有一些小技巧。第一，不要立即答复。说"好的"，可能已经是你的行为模式，成了你自动化思维的一部分，所以首先要做的，就是打破这个循环。第二，练习拒绝话术。可以把否定的答复做成"三明治"，夹在两层肯定的话中间。例如："你能请我帮忙我非常荣幸，但我这次帮不上你的忙了。非常感谢你能在这个时候想到我，说明你把我当朋友。"

（颜　峰）

19. 为什么**不擅长** **和领导沟通**

人在职场，总要面对与领导沟通。但有些人偏偏不擅长与领导沟通，一见到领导就怵，汇报工作感觉像在接受酷刑，开会害怕领导点名，在领导面前不敢表达，每次跟领导交流都感到不自在，以至于工作总是事倍功半。

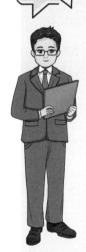

害怕与领导沟通可能的原因有哪些

（1）权威恐惧： 领导带有社会属性的身份，上下级的关系，让我们很容易代入小时候害怕父母或害怕老师的权威恐惧心理。对领导产生不同程度的敬畏感，因此在沟通过程中容易感到紧张，久而久之对领导产生刻意回避的心理。

（2）内心不自信： 害怕暴露自己的问题，害怕被否定。工作中不自信的个性导致我们害怕被领导问起关于工作的问题，也害怕自己在领导面前说错话，更害怕暴露自己的短板。

（3）缺乏与领导沟通的技巧： 初入职场缺乏与领导沟通的经验与技巧，遇到问题不能及时准确、客观全面地向领导沟通提供信息，甚至被领导误解。

如何提高与领导沟通的能力

（1）**提高工作能力，增强自信：**职场中与领导的沟通能力属于锦上添花，真正在职场立足的还是我们的专业能力，只有具备一定的专业能力、解决工作问题的能力，在与领导汇报工作时才不会心虚。

（2）**沟通前做充分准备：**可以尝试在与领导沟通或是汇报工作前先将自己想要说的内容进行梳理，私下拟好汇报提纲或是反复练习，事先针对领导可能的提问有预案，一旦领导问到，可以让我们在领导面前不至于压力过大而不知如何表达。

（3）**学会换位思考，把握不同领导的风格：**在与领导沟通中，把握领导的性格特征以及工作风格，针对不同的领导，调整不同的沟通策略，能够帮助我们与领导的沟通渠道更为顺畅，提高沟通效率，最终达成沟通目标。

（4）**学习与领导沟通的技巧：**请示工作学会给领导做选择题，而不是问答题。汇报工作要重点突出，逻辑清晰。表达观点先讲结论，再展开说明。计划工作多站在领导角度思考问题，提出自己的想法和建议。

（白璐源）

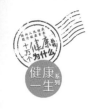

20. 为什么总是
无法适应集体生活

集体生活 换位思考

年轻人进入学校学习都会经历集体宿舍生活，可有的人偏偏很难适应这样的集体生活，无法与室友建立良好的人际关系，很多情况都无法适应，甚至影响自己的学习生活，为此感到困扰。

 无法适应集体生活可能有以下几方面原因

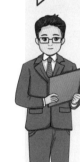

　　（1）个性因素： 性格内向或过度敏感自卑，遇事容易压抑自己，不敢向他人提出要求，表现被动或过度忍让。

　　（2）生活习惯差别： 现在的年轻人大多数为独生子女，自理能力欠佳，在家的时候生活习惯比较自由。而到了集体宿舍，每个人的作息时间及生活习惯不一致，因此很难适应彼此的作息习惯。

　　（3）认知模式不同： 进入大学后，同学来自全国各地，交往的范围一下子扩大了很多，地域差别、语言差别、性格差异导致的认知模式不同，使得很多人产生不适应的感觉。

　　（4）缺乏集体生活的经验： 很多人在上大学前几乎主要的生活圈子就是自己的家人，很少有集体生活的经历，遇到矛盾或是分歧，很难有好的处理方式和方法来应对。

如何适应集体生活

（1）学会接纳自我，客观认识自己的优势与不足。

（2）**保持界限感，尊重他人隐私：**每个人都有独立心理空间的需要，因此即使集体生活中也需要保持一定的界限感，需要尊重他人的隐私，不过度涉入他人的私人心理空间。

（3）**适应和尊重他人的生活习惯：**受城市、家庭的影响，每个人的生活习惯不同属于正常现象，集体生活需要的不是改变他人，而是要学会适应和尊重。

（4）遇到矛盾或分歧，多站在对方角度考虑问题：人多的地方因为事情的角度立场不同，各自的处理问题的方式不同，难免会产生分歧甚至矛盾，需要多学习站在对方角度换位思考。

（颜　峰　杨甫德）

行为背后
有奥秘

21. 为什么
行为背后有奥秘

在养育孩子的过程中，家长可能会面临很多养孩子的"坑"，有的孩子会出现厌学不愿去学校，有的会出现做作业拖拖拉拉，有的会出现厌食不吃饭，有的孩子会出现骂人、打人、说脏话，种种行为，让家长不知如何应对。家长可能会认为是自己的孩子习惯不好，或者"不听话""不认真"，其实，孩子的种种行为背后往往代表着某些方面的需求没有被满足或者没有被关注到，行为背后往往有着更深层次的奥秘。

比如有的孩子做作业拖拉这个行为，可能是因为孩子们没有好的时间管理能力。部分孩子在做作业时会拖沓，这或许是他们觉得学业压力太大，对学习感到枯燥乏味，因此拖延，把时间花在其他的事情上。此外，有时孩子们可能会因为一些事情而感到无助，产生焦虑、低自尊等心理问题而拖沓作业，或者他们害怕失败，种种原因都可能会导致这种拖沓行为。

专家说 要想完全理解孩子的行为，我们应该怎么做

最好的办法是认真倾听他们的心声，多与他们交流，主动提问，帮助他们找到归属感、自尊心、自信心和成长动力。他们行为背后常常存在着害怕、焦虑、烦恼等不良情绪，并且与家庭 - 学校 - 社会环境、亲

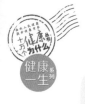

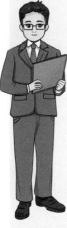

子关系不良等有密切的关系，因此，我们要拥有一颗宽容、理解和感恩的心，提供安全友善的氛围，引导孩子放松情绪，释放内心的挣扎和压力。在此基础上，我们还要认真地对待孩子的不良行为，关注孩子的这些行为到底是在表达什么，是想吸引家长的关注还是想为自己争取权利，还是对家长不良管教方式的一种抵抗，而不是看到不良行为就采取简单的方式去惩罚孩子。

相信经过家长耐心地观察，积极地关注我们的孩子的情绪，他们不会通过不良行为来表达自己，只要家长掌握了行为背后的奥秘，这些难题就会迎刃而解。

（杨兴洁）

22. 为什么**孩子**
总是坐不住

有的孩子在学校里，可能会格外吸引老师的注意，他们活泼好动，整天闲不下来，上课时候坐不住，抢话插话，老师还没讲完，他 / 她就提前把答案脱口而出，他们可能是让老师头疼的"调皮鬼"；回到家里，他们又是让父母头疼的"捣蛋鬼"，做作业拖拉，不能在椅子上安静地坐着，也不能专注地写作业。他们也可能会被误认为是调皮捣蛋的小霸王。

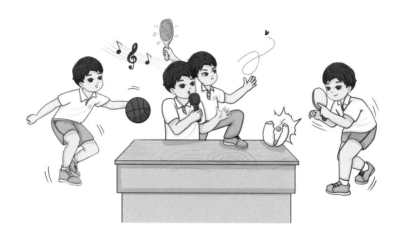

其实很多孩子坐不住与他们的注意力水平有关系。

孩子在不同年龄段注意力持续的时间是不一样的，年龄越小的孩子注意力的持续时间越短，5~7 岁的孩子，注意力持续时间为 15 分钟左右。随着年龄的增长，持续时间会逐渐增加。所以家长不能强制要求自己的孩子一定要坐得住，而是需要根据孩子的发育规律来安排孩子的生活、学习和游戏。

有哪些方法能提高孩子的注意力

（1）让孩子选择做自己感兴趣的事情：对于自己感兴趣的事情，孩子就会表现出持久的注意力。家长可以跟孩子一起寻找到孩子的兴趣点，让他 / 她从中感受到乐趣。

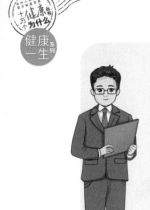

（2）加强自身感觉统合能力训练：家长可以多带孩子进行不同形式的运动，如打球、跳舞等，在游戏中提升专注力，改善易走神坐不住的现象。

（3）合理地表达及调整情绪：长期不良的情绪会影响孩子的注意力，家长要引导孩子合理适度地表达情绪，接纳孩子的情绪，同时要教孩子调整情绪的办法，让孩子在良好情绪下更加专注地去学习、运动和游戏。

总之，家长结合自家孩子的不同特点及发育规律，逐渐引导孩子，那么"坐不住"的"小精灵"也会坐得稳，坐得住了。

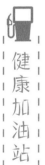

注意缺陷与多动障碍

注意缺陷与多动障碍，俗称多动症，指发生于儿童时期，以注意力集中困难、注意持续时间短暂、活动过度或冲动为主要特征的一组综合征。多动症是在儿童中较为常见的一种神经发育障碍，主要临床分为注意缺陷型、冲动／多动型和混合型。男女比例为(4~9):1。

（杨兴洁 戴 静）

23. 为什么
孩子会说谎、打人

有的家长发现自己的孩子会说一些与事实不符的事情，比如说5岁的孩子会跟自己的小伙伴说自己上周末跟爸爸妈妈去了游乐园玩，买了一个超级大的玩偶，而事实却是孩子上周末哪儿都没去。有的家长发现自己家的孩子在跟小伙伴玩的时候会发生冲突，冲突之后就会出现动手打人的现象。有很多焦虑的家长会给孩子贴上"说谎""打人"的标签，而去训斥或者责骂孩子。殊不知越是训斥责骂，这种行为就会越严重和固化。那孩子为什么会出现这样的行为呢？

年龄小的孩子大部分所谓的"谎言"均来自自己的想象、愿望、游戏，偶尔也可能是为自己辩解或吸引别人的注意。而与别的小朋友发生冲突、打架也可能是孩子不会用语言表达自己的情绪和思想，用打人的方式表达内心的愤怒和不满，这时候家长需要认真地对待和引导，而不要将其上升到"道德品质败坏"之类的道德评判。

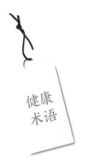

健康
术语

主客观未分化心理

心理学家发现，幼儿的心理结构，往往是主观与客观融为一体的，这种现象称为"主客观未分化心理"，是幼儿心理的一个特征。

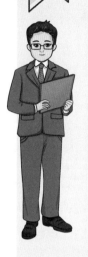

专家说

哪些方法能改善孩子说谎打人的行为

（1）**家长要反思自己：**家长要反思自己对待孩子的方式是不是过于严厉，孩子在恐吓、批评和威胁中长大就会使用一些"说谎""打人"的行为策略来应对。

（2）**加强用语言来解决问题的能力：**沟通的目的是解决问题，而不是证明孩子的错误。有的家长会"明知故问"，反而会引发孩子防御性说谎。家长需要真诚地跟孩子进行沟通，而不是出现问题就批评、指责孩子。

（3）**言传身教同等重要：**家长要注意自己的言行，特别是自己的行为举止。不能通过简单暴力的方式对待孩子的"说谎""打人"，孩子的模仿能力较强，且又缺乏一定的辨别能力，因此父母保持情绪稳定去跟孩子沟通，给孩子树立遇上事情用语言沟通解决问题的好榜样。

总之，孩子出现行为问题，家长要一起帮助寻找问题的根源，根源找到了，问题就会迎刃而解。

（梁伟业　杨甫德）

24. 为什么
孩子总是啃手指甲

有的孩子总喜欢将手放进嘴里啃手指甲，有的家长会说"我家孩子的指甲一年到头都不用指甲刀剪，他／她的指甲总是光秃秃的"，严重的甚至会被啃出血。有的家长特别不理解为什么孩子都五六岁了，还会像小婴儿一样"吃手"，并且这个"毛病"还不容易改。

随着年龄增长，多数儿童这种咬指甲的行为会逐渐消失，少数可持续到成人。咬指甲的行为常与近期孩子的情绪和压力有关系。比如有的孩子家庭环境发生了变化，或者面临上幼儿园或小学，孩子内心体验到不良的情绪，比如焦虑、紧张、不安等，就容易出现啃指甲行为。

如何改善孩子啃指甲的行为

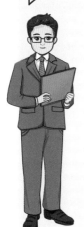

家长还是要反思自己的教养方式是否存在过于严厉，采取过多责骂、惩罚的方式控制孩子的行为模式。家长需要平和地指出孩子的不良行为，提供可能的方案进行尝试，在取得短期效果时给予明确的褒奖和鼓励。

家长要引导孩子，分散孩子咬指甲的注意力。当啃指甲已经发展成一种下意识行为的时候，要分散孩子的注意力，如果在看电视时咬指甲，可以让他／她在

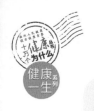

手里抓一个玩偶，想要啃指甲就得先放下物品，把行为提到意识层面，有可能及时停下来。

家长要做好"后勤保障工作"，给孩子勤剪指甲。确保孩子指甲的长度在不易被咬断的范围，但不可剪得过短，以免损伤指尖。

家长多给予孩子高质量的陪伴。带孩子多出去晒太阳、进行户外运动，有助于减轻孩子的情绪压力，也有助于改善亲子关系，啃指甲的行为自然也会得到改善。

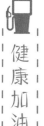

健康加油站

咬指甲的孩子

咬指甲是儿童期常见的在紧张、压力、饥饿或无聊状态下啃咬指甲或趾甲的习惯性行为。多见于3~6岁儿童，男女均可出现。这是一种强迫性，甚至是无意识的行为习惯，患者有时无法或难以意识到自己的行为。

（杨兴洁）

25. 为什么
孩子不敢跟陌生人说话

很多孩子在家是个"窝里横"，一出家门就会变成"闷葫芦"，不敢跟陌生人说话，不敢问路，不敢跟人打招呼，不敢跟别人交流。或者躲在家人背后，声音很小，目光躲避或者只会用最简单的"是""不是"等词语来回答问题。很多家长会说我的孩子是不是"社恐"了，多羡慕那些"社牛"的孩子。

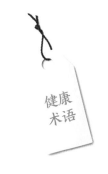

健康术语

社交焦虑

以害怕与人交往或当众说话，担心在别人面前出丑或处于难堪的境况，因而尽量回避社交为特征的一种焦虑障碍。常起病于少年或成年早期，通常隐渐起病，一般病程缓慢，病情严重者可采用心理治疗和药物治疗来进行临床干预。

关键词

社恐 社交焦虑

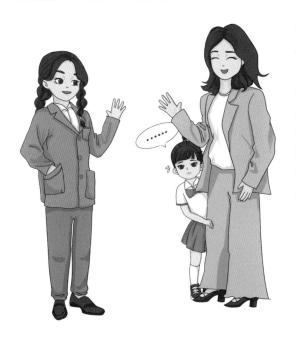

其实家长不用过度担心和焦虑。很多孩子在成长过程中都或多或少会经历一段不愿或不敢跟陌生人说话的"腼腆期"。这也与孩子自身性格特点以及家庭教养方式密切相关。如内向性格的孩子更爱思考、喜欢独处，不擅长与人高谈阔论。有的家庭家教比较传统严格，对孩子提很多的要求和期待，孩子在家长这种高期待下就会变得易紧张，更在乎外界对自己的评价。久而久之孩子就会变得谨慎，生怕自己在与别人交流时犯错误或出丑，就会不爱跟陌生人说话。

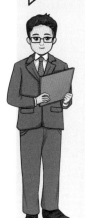

专家说 **家长如何帮助孩子改善不敢跟陌生人说话的问题**

（1）**不要给孩子贴标签：** 更不要因为孩子不敢说话而对孩子大喊大叫，甚至责骂，这样会适得其反，孩子会变得更加胆小、敏感。

（2）**学会倾听孩子说话，尊重孩子的想法：** 让孩子感受到父母是一直支持自己的，而不是当孩子发表自己的观点时，父母就来泼冷水或者否定孩子。

（3）**可以多带孩子参加团体活动：** 创造条件让孩子去跟同龄伙伴多接触，把交往的主动权交给孩子，不对孩子如何以及何时进入团体活动加以干涉，让孩子把握自己的交友节奏。

总之，家长要有引导但又不过分干涉孩子，对于孩子的进步要多鼓励，孩子就会更有自信去表达自己。

健康
云课堂

如何引导孩子与人沟通

（杨兴洁　柴佳宝）

26. 为什么做事总是拖沓

关键词

拖延 专注力 时间规划

每逢寒暑假过后开学，很多家长都常常会看到孩子们"争分夺秒"补作业的场景，他们总是气愤不已，明明从假期开始就督促写作业了，为什么一个假期过去了还没有完成；孩子一到写作业时总有各种各样的理由拖延。家长们总要跟在孩子后面催促，但是越催越慢，有时甚至还会和孩子发生争吵，影响亲子关系，家长们很是苦恼，不知道如何解决孩子拖沓的问题。

其实孩子做事拖沓有很多影响因素。相比于成人，孩子还没有树立起很强的时间观念，他们不能很好地衡量按时完成一件事的利弊，对时间也不能进行合理规划，不知道自己怎样安排时间，总是认为自己已经在做事情了，看似一直在做，其实效率不高，一件小事拖到最后也不能很好地完成。另外，对于有些孩子来说，总是拖拉一些事

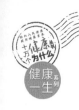

情，可能是缺乏自信，担心自己做不好，从而产生畏难情绪，最终不能完成家长或老师布置的任务时就会更加受挫，受到打击后下一次更拖拉，形成一个恶性循环。

如何解决孩子拖沓

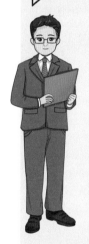

尊重孩子的兴趣爱好，不能把家长未完成的愿望强加在孩子身上，不逼迫孩子做他们不喜欢的事情，否则只会适得其反。

减少催促，不批评、指责孩子，不给孩子增加焦虑情绪。每个人做事情都有一个从生疏到熟练的过程，都有出错的时候，孩子也不例外，家长可以等等孩子，及时进行鼓励、支持，让孩子按照自己的节奏逐步完成，帮助孩子获得成就感，增强自信心，这样孩子就会减少拖沓。

适当培养孩子的时间观念，把时间具体化，感受十分钟、半小时到底是多久，在这个时间段里都能完成什么任务，怎样规划时间。家长需要带着孩子一起尝试，并以身作则，这样孩子才会逐步形成良好的时间观念，做事才会守时不拖拉。

最后，做事拖沓不仅是孩子自身的问题，家长也要以身作则遵守时间，同时要对孩子有信心，这样才能促进孩子高效做事不拖沓。

（梁伟业）

27. 为什么
借酒浇愁愁更愁

李白诗曰："抽刀断水水更流，举杯消愁愁更愁。"为什么喝酒解决不了我们的"愁"呢？如果在短时间内饮用大量酒，初始酒精会像轻度镇静剂一样，使人兴奋、减轻抑郁程度，这是因为酒精压抑了某些大脑中枢的活动，这些中枢在平时对极兴奋行为起抑制作用。接下来，人会变得安静、忧郁、恍惚，直到不省人事。也就是说，喝酒只是短暂地让我们回避面对真实存在的问题、处境以及内心的冲突，并不能帮助我们解决问题。如果长期通过喝酒来逃避问题，不仅解决不了问题，还会因喝酒带来很多麻烦甚至精神心理方面的问题。如果长时间大量饮酒，当饮酒的时间和量达到了一定程度，饮酒的人无法控制饮酒的行为，会继而出现酒依赖症状，长期酒依赖还有可能会导致人格改变，伴发焦虑和抑郁，根本就不能解决"愁"事儿，反而会"愁更愁"。

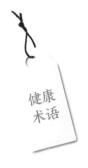

健康术语

酒精依赖

酒精依赖是由于反复或持续性饮酒所致对酒精渴求的特殊心理状态，以及减少或停饮后出现的心理、躯体的特殊反应。

酒精依赖的核心表现为对酒精使用的强烈的内在驱动力，导致控制使用酒精的能力受损、酒精使用优先于其他活动，以及尽管已经因为饮酒导致了伤害或不良后果却仍然持续使用。

饮酒　解愁　酒依赖

如何避免借酒浇愁愁更愁

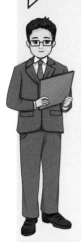

首先，我们要正确面对"愁"这种情绪，这是一种正常、每个人都会有的情绪，要接受和面对这种"愁"的情绪，当我们面对解决不了的问题时，不妨冷静下来仔细分析挫折产生的原因，追根溯源，找到原因后再寻找解决的办法。

其次，我们可以寻找健康的"消愁"方法，可以通过做运动、听音乐、跳舞蹈、画画等方式来"消愁"解压，使我们的情绪和压力得以缓解。

最后，对于爱喝酒的人，除了让其尽量保持健康的生活方式，扩大人际交往来缓解压力外，家人的陪伴也是很重要的支持来源。

总之，当我们面对困难的事情时，要冷静地寻找一个积极健康的解决方式，切不可借酒浇愁。

（梁伟业）

28. 为什么**总是怀疑**自己有病也是**心理问题**

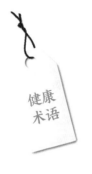

有很多人身体不舒服就喜欢上网查询，而网上的回答却是千奇百怪，他们越是看到网络上说的这些症状越爱往自己身上靠，甚至怀疑自己有这样或者那样的"疾病"，今天胃痛就怀疑自己得了"胃癌"，明天拉肚子就怀疑自己得了"肠炎"，再一天咳嗽就怀疑自己得了"肺结核"。他们可能会反复去医院就诊，反复检查身体。当检查结果显示自己没有问题的时候，这些恐惧、焦虑的情绪有可能会得到缓解，但过一段时间又可能会重现。

他们对于身体健康过分担心和焦虑，表现为精神过度紧张、躯体焦虑，以及总是恐惧害怕、无法安静等，这与每个人的先天遗传素质、性格特点、早期童年经历、父母教育方式以及社会环境等都有关系。

疑病症

指的是患者担心或相信患有一种或多种严重躯体疾病，诉躯体症状，反复就医，尽管经反复医学检查显示阴性且医生给予没有相应疾病的医学解释，也不能打消其顾虑，常伴有焦虑或抑郁。

关键词

恐惧 焦虑 担心 疑病

如何改善这个问题

首先，要避免自行诊断。治疗疾病需要通过专业医生面诊，经过专业细致的医疗检查而确诊，而非通

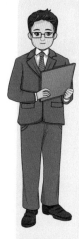

过网络查询信息来确诊。要想确诊自身是否患病，一定要去专业的医院检查。

其次，对于自己的身体过度担心和焦虑的情绪要保持觉察，当自己陷入过度担心和焦虑时，要提醒自己区分这是"事实"，还是自己的一部分"想象"，其实这样的怀疑和担心大部分都仅仅是自己的想象而非事实。

再次，当自己处于过度担心和焦虑时，可以通过转移注意力的方式，比如脱离让自己焦虑的情境和场景，外出散步、跑步、正念或冥想来帮助自己放松心情，缓解焦虑。

最后，如果通过自己的努力调整和调节还不能解决问题，甚至疑病倾向越来越严重时，要积极寻求专业医生的帮助，通过心理治疗或者其他医疗手段帮助缓解上述不良情绪。

（杨兴洁）

29. 为什么**记性变差**可能与心理问题有关

关键词

忘事 记忆力

你是否经常忘记自己不久前经历的事情，无法牢记有关的信息，经常找不到自己放东西的地方；容易分心，经常忘记刚刚听过的话，跟不上别人讲话的节奏，无法专注于任务；沟通时思维跳跃，口头讲话表达不清晰，语言表达能力下降，表达能力受到影响。如果你有上述表现，很可能已经出现了记忆力下降。记忆力下降是指人们的记忆能力出现逐渐变差的情况。这通常可以表现为对记忆的特定内容非常模糊，或者完全无法记住它们。

记忆变差可能与心理问题有关，是由于人们情绪不佳、焦虑、抑郁等心理问题而导致的记忆力减弱或下降。当遭遇一些紧张、挫折、担忧的事情时，人们的记忆过程就会受阻，很难记住、理解或应用刚接触过的信息；同时，也会影响记忆的深化和记忆贮存的过程，使记忆的复习和回忆变得困难。

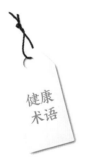

健康术语

记忆

是一种复杂的心理过程，它不仅有关于信息记忆和认知运用，也有关于情绪、心理因素等。

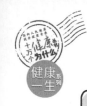

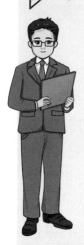

如何帮助缓解记性变差

首先，可以进行有氧运动。在人们情绪不好的时候，多参加一些有氧运动，比如散步、慢跑等，运动能够分泌大量的"快乐激素"来减轻压力，同时运动还能有效地提高记忆力，改善认知功能。

其次，多锻炼大脑。多锻炼大脑并保持良好的学习习惯，注意记忆相关的知识，比如实验条件和步骤、物品的归类、练习完形填空、识字等等，这些都是能够有效提高记忆力的方式。

再次，保持良好的作息习惯。规律的作息习惯、减少熬夜、保持充足的睡眠有助于改善记忆力，及时规律地休息，以便有效改善情绪，改善记忆力。

最后，多多交流，参加社会活动。参加有意义的社会活动，和朋友多多交流，与他人分享快乐，这些都会使你的情绪变得好起来，从而有助于改善记忆能力。

（杨兴洁）

四

网络是把
"双刃剑"

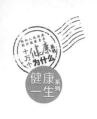

30. 为什么说**网络是把**"双刃剑"

　　现在几乎每个孩子从小就开始接触网络，网课、网络聊天、网络游戏等都与我们孩子的生活密切相关，那很多家长可能会开始担心，网络会不会对孩子的成长造成不利的影响呢？

　　其实网络是把"双刃剑"，一方面，网络的确给我们的生活带来了很多的便利。新型冠状病毒疫情期间，学校不能开学，学生的学习得不到保障，利用网络的便捷，让学生们在家就可以接受知识的传播和分享。想念远方的亲人，通过视频马上就可以见到。孩子们通过网络，可以见识到更广阔的世界，足不出户在网络上就可以知晓天下事。网络购物，不用大费周章就可以买到想要的东西……但另一方面，网络也可能带来危害，有些孩子长期沉迷网络不能自拔，对别的活动缺乏兴趣，出现注意力下降、记忆力减退、情绪低落以及与社会脱节等情况，这都是我们不希望发生的。

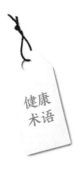

健康
术语

网络过度使用

　　指的是无节制地花费大量时间上网，必须增加上网时间才能获得满足感，导致明显的社会、心理损害的现象。

专家说 **如何发挥网络的长处，规避网络带来的伤害**

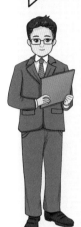

首先，要看到孩子玩网络游戏的心理需求，孩子从网络游戏中能得到赢得游戏的满足感，会得到游戏伙伴的认同和赞许，在游戏的世界里能寻求到同龄伙伴的亲密情感联结。如果我们没有照顾到孩子的情感需求，只是简单直接地跟孩子说你不可以玩网络游戏，这样孩子会产生逆反心理，越不让玩越容易沉迷。

其次，跟孩子一起制订好计划，做好时间管理工作。在跟孩子充分探讨后，制订出每天的时间安排，具体可以分为学习、吃饭、社交、游戏等几个方面，只要孩子按照计划每一项都实施了就给予鼓励，增强孩子的成就感。

总之，网络是一把"双刃剑"，利用好网络，趋利避害，就能为我们的生活带来不尽的资源。

（杨兴洁）

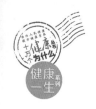

31. 为什么要**重视**
网络使用

在这个互联网信息时代，网络已经成为人们日常生活不可或缺的一部分。但对于儿童青少年而言，网络的使用是一件需要权衡利弊、予以重视的事。我们经常会看到一些儿童用家长的手机看视频、玩游戏，没有家长的制止，不会主动放下手机，这样长时间看屏幕对视力造成很大的伤害；有些青少年沉迷于网络游戏，继而不能按时上学；有些青少年沉溺于刷网络视频；还有些青少年深陷网络赌博，不仅给自己惹了麻烦，可能还会增加家庭的经济负担；一些不健康的网络信息也会对儿童青少年的身心健康造成负面影响，甚至可能引发青少年违法犯罪，这让家长、学校很是苦恼。

专家说

我们该如何解决儿童青少年的网络使用问题

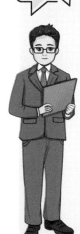

儿童青少年网络过度使用问题可以投射到其心理问题，青少年在成长过程中，心理需求得不到解决时，就会沉浸于网络这个虚拟世界。当孩子面对挫折时，他们往往会通过网络游戏来疏解，虚拟环境中的成功可以补偿现实世界中的挫败感，家长们其实需要帮助孩子疏解情绪而不仅仅是盯着网络游戏"死磕"。

孩子有使用网络的需求时，家长要和孩子沟通和商量网络使用的时间，将网络设备布置在家长能看见的地方，清楚掌握孩子上网的内容。

在网络使用上明确规则，对于年龄偏小的儿童来说，家长可以跟其讨论如不能将网络设备等带进卧室，完成作业才能玩手机或电脑，并有一定的时间限制。对于青少年，家长也要与其充分讨论上网的时间，建立规则，做好时间管理；同时，家长要帮助孩子明辨是非，了解孩子网络交友情况，避免受网络不良信息的影响。

家长应给孩子做好榜样，减少玩手机时间，空闲时间多带孩子进行户外活动，增加体育锻炼，丰富孩子的业余生活，和孩子多沟通交流，增进亲子关系。

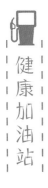

健康加油站

网络成瘾

《中国青少年健康教育核心信息及释义（2018版）》中，网络成瘾指在无成瘾物质作用下对互联网使用冲动的失控行为，表现为过度使用互联网后导致明显的学业、职业和社会功能损伤。其中，持续时间是诊断网络成瘾障碍的重要标准，一般情况下，相关行为需至少持续 12 个月才能确诊。

（杨兴洁 梁 红）

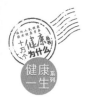

32. 为什么要**提升**对网络信息的辨识能力

　　网络信息是一种重要的信息资源，正确的信息认知可以解决信息的质和量的问题，从而节约人们的注意力资源。面对众多的网络信息时，对正确网络信息的辨识不够准确，辨识的能力欠佳，很容易会被网络上的信息所误导和被网络不法分子利用。

　　网络信息内容良莠不齐，充斥着诱惑和陷阱，需要在提升上网技能的同时，提升辨识能力。

专家说

怎样才能提升对网络信息的辨识能力

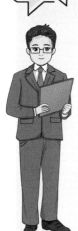

　　（1）**看信息来源**：由于现代社会处于信息爆炸的时代，各种信息满天飞，但很难分辨真假，一个比较便利的方式就是看信息发布机构，如权威机构"人民网""新华网"等各大知名媒体发布的信息，可靠性高。

　　（2）**辨信息真伪**：有些网络信息会打着专家的旗号，但存在断章取义，容易误导读者，所以要学会从多方面、多渠道了解信息的全貌，如书籍、电视媒体等。

（3）避免绝对化：网络信息包罗万象，看到一则网络信息，宜持开放的态度，多角度了解，既不急于绝对相信，也不轻易全盘否定，提高自身思考能力，避免被碎片化的信息诱导。

总之，网络信息直观、传播快捷，有正面的影响，也有潜藏的负面影响，但如果因为互联网中潜藏着危害，就要阻止或限制接触互联网，这定然是因噎废食。网络的利远大于弊，未来世界网络能力更将成为最为基础的国民素养标准之一，与其视其为洪水猛兽，不妨增强使用网络的能力，才更能彰显互联网之利，规避互联网之弊。

（杨兴洁　梁　红）

33. 为什么可以**采用正念的态度使用网络**

关键词

手机成瘾　网络依赖　正念训练

随着互联网时代的快速发展，手机已经成为几乎所有人与外界连接的必需品。通过使用手机几乎可以满足所有的需求，人们习惯于身边有手机的状态。辛苦了一天，回到家中，拿出手机看看视频，不知不觉几个小时过去了；本来想查些资料，却自动登上网页，一个链接接着一个链接地"流连忘返"，一个晚上的时间就这样消耗掉了，却忘记当初上网要做的事。

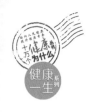

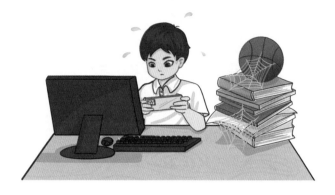

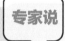

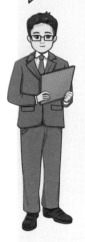

正念，其中"正"可以理解为正在发生，"念"拆开看是今天的心，也就是当下的，此时此刻的。正念的态度包括非评判、接纳、耐心、初心、信任、放下、无为、不强求。

在使用网络时用正念的态度，可以采用以下方式。

（1）留意自己在点开网页时的手指动作，让自己的动作慢下来，对每个动作保持觉察，知道自己在做什么和将要如何选择下一步的动作，而不是按照"自动导航"模式没有察觉地做打开网页的动作。

（2）对当下浏览的内容保持觉察，留意自己是否做了喜欢或不喜欢的好恶判断，可以减少在好恶的驱动下点开更多的链接。

（3）每浏览一个内容后，做一个深呼吸，或留意身体的感受，是否肩膀有酸痛的感觉，眼睛是否疲劳，做一个短暂的暂停，给自己一点时间决定是否继续上网。

用正念的态度可以降低自动化、习惯化行为，弱化对网络信息的立刻满足的心理渴求。正念的态度不但在控制上网行为上有益，在日常生活中方方面面都可以使用，改善注意、调节情绪和觉知能力，切断个体对外在刺激 - 反应的自动导航的连接，使自己有机会作出判断和选择。

健康加油站

网络正常使用、过度使用和网络成瘾的区别

网络使用情况	上网原因	上网时间（即频率）	网络与现实生活的关系	社会功能
网络正常使用	好奇、愉快、缓解紧张、放松	适当	平衡	未受影响
网络过度使用	沉迷	上网时间过长	失衡（上网占据大部分业余时间）	受损
网络成瘾	强烈的上网渴求；避免戒断反应发生	反复、长时间上网	严重失衡（上网占据生活中的主导地位）	明显受损

（颜 峰）

34. 为什么说**营造良好的网络环境人人有责**

网络既给我们提供了便利，同时也存在信息泛滥、监管困难、不良信息多、网络暴力等诸多负面影响。特别是青少年，由于自身分辨

力、自制力尚不成熟，在一些不良网络信息的影响下，不少青少年沉迷"饭圈"追星、手机游戏、短视频直播等。

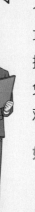

众所周知，互联网没有时空和地域的限制，任何一个地方的电脑和手机等设备都可能面临病毒侵入、黑客攻击的风险，造成系统瘫痪、信息泄露。网络更像是一把"双刃剑"，为我们提供海量信息的同时，也不可避免地存在着危害，比如一些不良文化扭曲着公众的价值观；某些低俗恶劣的网络语言玷污了网络环境。

如何营造良好的网络环境

（1）从自己做起：首先，要不断提高自身文明的网络素养，合理利用网络资源，自觉遵守相关规定，使用文明健康的网络语言，比如要以礼貌性的语言与他人交流，宣扬正面积极的看法等；其次，要加强宣传良好网络环境对于我们生活和工作的重要意义，尤其是最大化减少网络对青少年心理成长的不良影响，提高全民网络安全意识；最后，要加强网络监管，特别是加强网络用户的信息管理，做到信息可追踪到人，从根本上杜绝不良信息的产生和一些混乱信息的传播。

（2）人人参与：网络上的"黑手"和"病毒"如地雷般隐藏在不同角落，维护网络环境绝不是某一个地方、某一个单位、某一个部门的事，而是全民之事、全民之责。拒绝网络暴力和网络欺凌，敢于向网络暴力说"不"。只有每个人都行动起来，才能不断提升在网络空间的获得感、幸福感、安全感，才能看得安心、用得放心。

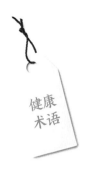

网络暴力

　　是指在互联网上发表具有伤害性、侮辱性和煽动性的言论、图片、视频，对受害者进行谩骂、抨击、侮辱、诽谤等，并对当事人的隐私权、人身安全权及其正常生活造成威胁或某种不良影响的行为。

（颜　峰　杨甫德）

35. 为什么要**避免****过度使用社交媒体**

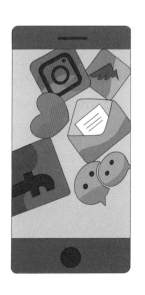

　　据联合国统计，截至 2021 年 1 月，社交媒体用户达 42 亿。2023 年 3 月 2 日，中国互联网络信息中心发布的《第 51 次中国互联网络发展状况统计报告》显示，截至 2022 年 12 月我国网民规模达 10.67 亿，互联网普及率达 75.6%。社交媒体正在潜移默化地重塑人们的生活和精神世界。不少网友表示，自己学习或工作时，总是时不时地拿起手机点开，看朋友圈有没有新消息；微信、微博里，有人给自己评论点赞，会迫不及待地回复。

澳大利亚悉尼科技大学的一项研究发现，过度使用社交媒体会带来以下六个方面的危害，给个人健康和社会带来诸多风险。

（1）**增加社会交往成本：**认知成本，如不良情绪和心理问题；执行成本，比如浪费时间、金钱等。

（2）**网络欺凌或暴力事件：**网络的匿名性和虚拟性为网络暴力的形成提供了温床，让网络暴力变得更加泛滥。

（3）**工作学习效率低：**有研究表明，美国大学生花在课堂上的时间约为 1/5，其余时间都被社交媒体所占据，但学生的学习成绩和他们花在社交媒体上的时间成反比。

（4）**垃圾信息横行：**虚假信息很容易误导老人、青少年和儿童。

（5）**隐私被公开侵犯：**很多社交媒体 app 都需要用户授权获取个人资料等信息，隐私几乎荡然无存。这些信息一旦被泄露，容易对个人的人身和财产安全造成威胁。

（6）**安全受到威胁：**我国工信部关于网络安全事件的报告一年内逾万件，其中网民个人信息被泄露的占比超 20%。

如何应对过度使用社交媒体的危害

每天减少 15 分钟的社交媒体使用时间，可以显著改善个人整体健康状况和免疫功能，减少孤独和抑郁程度，有益于身心健康。

注意保护个人隐私，不要将其轻易泄露给陌生的网络"熟人"。

在现实生活中建立人际支持网络，学习社交技能，经常与朋友、伙伴保持联系，减少对社交媒体的过度依赖。

（颜 峰 梁 红）

36. 为什么看到朋友圈里晒照片会感到压力

现在很多人喜欢在朋友圈中分享自己的生活，通过朋友圈的内容来表达自己内心感悟，展现自己的生活状态。有人对于他人发布朋友圈表示反感，尤其对于别人晒出一些优于自己条件的生活照片，就很容易心理不平衡，也可能让自己陷入"比不上别人"的各种精神内耗中，那么如何避免这种不良情绪？

专家说

为什么看到别人过得好就会产生压力

"朋友圈"里的人多是与我们拥有相似的生活背景、教育背景、社会阶层的一群人，这样一群人更容

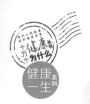

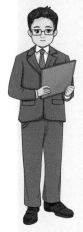

易激发我们出现攀比心理。在看到别人的优秀或运气好时会感到气恼、羞辱、不满或不安，以及占有相同优势的渴望。有时你辛苦奋斗得来的一切在他人眼中看来毫不费力，朋友圈剥夺了我们的"获得感"，使我们积极的心理受到打击。同时他人的成功和令人羡慕的生活会给我们带来种种不甘及无奈感，导致自我"价值感"降低，所以渐渐产生压力，久而久之出现自我怀疑、精神内耗，心情烦躁。

怎么应对这些压力

（1）**远离应激源**：失衡心理的产生与对比自身及他人的生活状态有关。那么最好的方法就是"关闭朋友圈"，关闭其他人容易引起你焦虑不安的生活状态，将注意重心转移到自己身上。应当明白，有些事情是不取决于自身的。他人的生活状态背后也有他人的努力，不同人有不同的生活轨迹，因此也就没有可比性，更没有理由去嫉妒别人。

（2）**在可控范围内作出改变，寻找自身潜力的优势**："朋友圈"的压力有时也是一种"动力"，看到相同背景的人进步时，你也可以向他们学习，参考他们的学习技巧。有了压力，人才学会不断敦促自己、自我提升。

（3）**接纳自己**：一个人光鲜成功的背后一定伴随着他／她不断刻苦地付出，每个人的能力和时运不同，与其一味攀比，不如接受现实，放宽心态，能更准确地评估自己的价值，接纳自己。

（于健瑾）

37. 为什么在使用网络时
"勿以恶小而为之"

网络暴力是指人们利用手机、平板电脑或电脑等电子设备，在网络上展开的欺凌行为。

网络暴力的形成原因

　　（1）网络的虚拟性：在网络上，言论和身份被隐藏。于是，很多人就会把自己在生活中的不满情绪发泄在网络上。有甚者口无遮拦，唯恐天下不乱，为追求热度编造谎话、吸引眼球、煽动舆论、添油加醋，不良的后果犹如滚雪球一样不断加剧，瞬间造成不良影响。

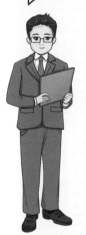

　　（2）网络及现实中的挫败感：有些人在日常生活中少言寡语，甚至受人欺负，经常遭到他人训斥，所以当他们想在网络上使用自己的话语权时，往往站在道德或权力高点指责他人，当被对方拒绝或攻击时，往往会感到强烈的不公平感和挫败感，这也就激发了其内心的攻击性。

　　（3）道德感约束力弱：多数人对于善恶评判有自己的观点，在评判结果不统一时，攻击、语言暴力就成了解决争论的最快方法。言论自由，很多人发泄不满的言语内容，暂不能构成犯罪，

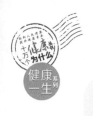

虽然会给受害者带来巨大的心灵创伤，但道德约束力弱。

如何避免网络暴力

（1）勿以恶小而为之：舌虽无骨，亦能伤人；文不能言，字字诛心。每个人都应注意约束自我的网上行为，不要因为自己的不满或是情绪问题，轻易地说出伤害别人的话，你一句不经意的狠话，也许会成为压倒对方的最后一根稻草。

（2）保护个人隐私：注意在社交平台保护好自己的个人信息，防止泄露。在与他人聊天谈话过程中注意言语措辞，防止自己的不当言论被人大做文章，引发网络暴力。

（3）完善网络法律体系：监管、实名、安全教育。提高自身网络道德素质，健全网络法规建设、加大网络执法力度。

（于健瑾）

38. 为什么

网络使用容易上瘾

人都有猎奇心理，而网络可以提供大量的信息，且很多信息是出乎人们意料的，加上博眼球的标题、光怪陆离的色彩，不但吸引人的注意，让人们开阔了视野，也让人欲罢不能。网络会按照个人浏览的习惯，投其所好地推送你可能感兴趣的内容，使你的生理和心理都充满了愉悦感，于是会不断增加上网时间，逐渐对网络上瘾。

专家说

如何避免网络成瘾

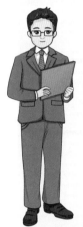

（1）**寻找问题根源**：如果成瘾者是由于性格、情绪、压力等社会心理问题，导致躲避现实、忧愁无法发泄而出现的网络成瘾，根据以上原因逐步对应调整和解决。解决目前困境，纠正不良认知，减少成瘾风险。

（2）**降低网络使用频率**：远离网络环境，降低使用频率及每次使用时间，逐步递减，避免突然断网导致报复性重复依赖。

（3）**充实现实世界的生活**：尝试更多兴趣爱好，每天安排和朋友一起运动的时间，不仅能强身健体，还能增进人际网络支持，增强人际交往能力，提高解决问题的能力。

（4）**家人的适当干预**：自控力的培养起始于信任，把手机交给孩子，同孩子共同将规则、奖罚方式制订好，共同遵守规则。青少年的自我管控能力正在逐步形成中，父母要给他们成长的机会，让他们为自己的事情做主，从被动走向主动，学会为自己的所作所为承担责任。

（5）**减少不必要的刺激**：协助孩子将电子产品放置在不易看到的地方，减少上网的冲动。使用青少年保护模式上网。

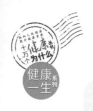

（6）**必要时就诊：**对于伴有冲动行为、情绪失控，影响亲子关系和社会功能的情况，建议在专业医师的指导下进行系统诊治，必要时考虑药物治疗，可同时合并心理治疗。

关键词

过度使用 思考力 网络

健康云课堂

如何判断孩子陷入游戏网瘾

如何预防孩子陷入网瘾

（于健瑾）

39. 为什么**过度使用网络会影响思考力**

截至 2021 年 6 月，我国 6~19 岁网民 1.58 亿，占网民整体的 15.7%；20~29 岁占比 17.4%；人数最多的是 30~39 岁人群，占比 20.3%。20~29 岁年龄段网民对网络音乐、网络视频、网络直播的使用率在各年龄段中最高。互联网在方便人们搜寻信息、交友联络的同时，也成为不少人减压的方式，但使用不当时也会带来新的困扰。过度使用网络会影响人们专注力的保持，主动用脑思考减少，对事物的消极后果变得不敏感，信息处理效率和认知控制能力低下，对错误的处理能力低下，导致思考力下降。

如何做到合理使用网络

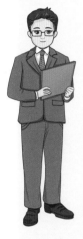

（1）**使用有度**：网络可以给人们带来乐趣，愉悦身心，在学习工作之余，使用网络作为减压方式之一，自我约定上网时间。如家中有孩子，大人应该以身作则遵守约定时间，做到使用有度后要用鼓励等方式积极强化认可自己（或孩子）。

（2）**动静结合**：尽量对一次使用网络娱乐的时间做限制，最好不超过 30 分钟，设定一个提醒方式，到点就起身适当活动，眼睛看看远方，做几个深呼吸，打断网络使用的连续性，也可有效避免过度使用网络。

（3）**培养爱好**：避免只有单一的方式作为休闲娱乐，有意培养自己的多种休闲娱乐方式，培养爱好，如运动、阅读、绘画、养花、照顾宠物、听音乐、参加社团活动等，从中不仅能获得愉悦感，还可以提升成就感和意义感。

（4）**自控有方**：在工作学习时，远离电脑、手机等，减少上网的便利性，减少视觉刺激，便于专心致志于当下的事情，在上床休息时，避免将手机、电脑或 iPad 放在床头或唾手可得的地方，也可在休息时暂时关闭手机或网络。

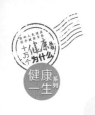

沉迷网络　心理问题

> **（5）增进交流：**多与家人和朋友联系，定期安排家庭聚会或活动，参与孩子的成长。与家人和朋友在一起时，放下手机，聊聊身边趣事，相互倾诉压力和烦恼，给予支持和陪伴。

（梁　红　徐　昊）

40. 为什么
沉迷网络是心理问题

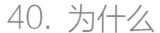

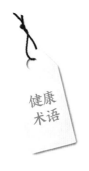

动机激励访谈

是米勒在 1983 年创立的，采取合作的方式，针对来访者有关改变与否的矛盾心态，发现、消除抗拒改变的心理，促进并加强内在改变动机。

对网络过度沉迷，会对以往的爱好和娱乐失去兴趣；当不能使用网络时出现头晕、心慌、烦躁等不适；只能花费更多的时间在网络上缓解不适，自己不能控制；即使知道会造成不好的后果也不能自控，有些人甚至欺骗家属或他人，造成和家人、同事的冲突，不能正常工作学习，虽然一直在逃避或减轻负面情绪，但随着情绪的积累，会造成更大的损害或痛苦，带来一系列心理问题，也损害身体健康及生活质量。这种情况，有可能是成瘾行为。

专家说

怎么摆脱对网络的沉迷

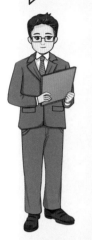

（1）**预防为主：**游戏障碍高发于儿童青少年群体，从娱乐性游戏行为发展成为游戏障碍有一定过程，针对高发人群进行预防性干预，可以显著减少游戏障碍发病率及疾病负担。鼓励和培养孩子广泛的兴趣爱好，多结交朋友，多进行面对面的社交活动。儿童青少年学会上网是必要的技能，但更重要的是教会他们调节网络使用、户外活动、社交活动之间的平衡，家长应给予引导，养成良好的上网习惯；家长在日常多陪伴孩子，通过沟通交流了解孩子的想法，了解孩子的兴趣爱好，什么可以给孩子带来成就感和满足感？什么是孩子最在意的？了解孩子上网的需求以及在网上做什么，时间是如何分配的，共同制定规范。对于低龄儿童，不要让电子产品替代家长的职责。及时察觉孩子的情绪和行为变化，以及在学习上及生活中遇到的困难，并协助解决。上述措施可以减少儿童青少年与网络的连接，预防网络游戏成瘾。

（2）**早发现、早干预：**儿童青少年发现自己上网时间过长，难以控制，应及时向家长求助。家长与学校老师应及时发现儿童青少年网络游戏过度使用的苗头，对可疑的患游戏障碍的人员，建议到专业的心理卫生机构进行评估。

（3）**进行社会心理干预：**目前很多临床实践及研究证据提示，认知行为治疗、动机激励访谈、家庭治疗等社会心理干预对减少游戏障碍者的失控性游戏行为及促进长期康复有效。

（白璐源　杨甫德）

五

心理危机
知多少

41. 为什么说
人人都会遇到心理危机

在天灾人祸发生时媒体往往会广泛报道心理危机，并且侧重心理危机带来的消极影响。于是人们就自然而然地认为遭遇灾难性事件才会出现心理危机，但事实上每个人都曾经或正在经历着心理危机。这样的经历并非百害而无一利，而是一次充满挑战的发展机遇，那么我们该如何应对呢？

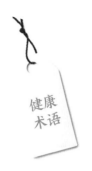

健康术语

心理危机（psychological crisis）

是指在遇到了严重灾难、重大生活事件或重大的挫折和困难，而个体既不能回避又无法利用现有资源和既往经验来解决时，导致个体出现痛苦、不安等严重不适感。

 专家说 当下应该怎么办

面对危机时，人们往往会产生"如果我当时……就好了""这会带来极糟糕的后果"等想法，这其实都是对当下、对待解决问题的回避。关注此时此刻，关注"怎么办"，将视角从问题转向问题解决是化解危机的开始。万事开头难，如果你实在难以找到头绪，可以试着探索当下能做些什么让自己的感受好一些开始。

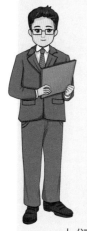

一次一小步

应对心理危机就如翻越崇山峻岭，首先要放平心态，不必气馁也不要妄想，而是一步一步地坚持攀登。在这过程中可以通过设定具体的、可实现的小目标，验证自己是在不断朝着目标迈进，增强掌控感和自信心。

我的"百宝袋"

人们常常因陷在危机带来的痛苦之中，而忽略了自身可利用的资源。或许可以问问自己，过去面对类似问题我是如何应对的？如果是某某某面对这样的困境会如何处理？当下谁能够提供支持和帮助？有哪些可以利用的社会资源？等等。在日常生活中有意识地充盈和迭代有助于问题解决的"百宝袋"，能够帮助我们在紧急状态下做到"袋里有粮心不慌"。

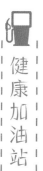

健康加油站

心理危机分类

（1）**境遇性危机：**由地震、战争、重要亲人去世等外部事件导致，对个体心理产生巨大影响，且个体无法预测和控制时出现的危机。

（2）**发展性危机：**面对正常成长和发育过程中的急剧变化或转变，个体没有及时发展出能承担新角色的能力和应对方式，导致的危机。

（3）存在性危机：是指伴随重要的人生问题，如关于人生目的、责任、独立性、自由和承诺等出现内部冲突和矛盾。

（梁　红　杨甫德）

42. 为什么说**认知**是 **危机发生的主要原因**

　　遭遇相同的负性事件，有的人会出现心理危机，而有的人却不会。心理危机本质上其实是内心一种对事件和情境的认知或体验，当个体认为所面临的事件或情境超越了现有的资源和应对方式时会出现心理危机。通过改变思维方式，尤其是认知中非理性和自我否定的部分，能够帮助人们转危为机。

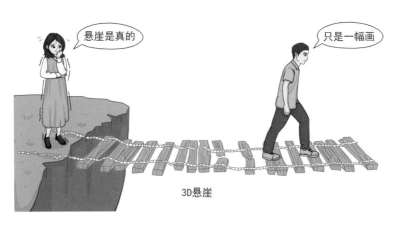

悬崖是真的

只是一幅画

3D悬崖

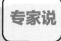

专家说

识别不合理认知

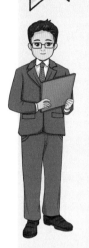

心理学家们观察到人们似乎天生就倾向于消极地思考，居安思危的确有利于我们预期可能的风险进而规避。然而当个体产生过度的、歪曲的消极认知，不但无法帮助其规避问题，还会阻碍其适应环境、幸福生活。

常见的包括：①绝对化，常见表达有"必须""应该"；②以偏概全，常常因为一件小事没有做好就对自己全盘否定、过分地自我贬低；③灾难化，总是往最坏处去想，甚至是极不可能的事也要做最坏的打算。对你大脑中的想法保持觉察，可以试着将他们写下来，看看这个想法是否合理和适应当前情况。

认知检验

可以通过苏格拉底式提问以及实践来检验认知。当我们的行为所带来的结果和之前的认知迥然不同时，就会意识到自己的想法和现实之间的偏差。这不仅能让我们真切地认识到想法并不等同于事实，并且有助于减少思维内耗、与现实世界进行联结。

有的人只接受与自己消极观点一致的证据，而拒绝与之相反的证据，因此不管如何检验都只是在不断地重复和强化已有的消极模式。因此我们在进行检验之前需要个体充分认识到自己所感知到的世界并不等同于现实本身，只能通过充分获得现实的反馈来帮助自己尽可能多地了解现实。

苏格拉底式提问

通过一系列的提问检验大脑中的消极想法（N）是否是事实，这有助于我们明确想法是否是合理的、现实的，提问可以是"有什么证据能够证明 N 是事实？又有哪些证据能证明 N 不是事实？""按照你的想法（N），最糟和最好的结果分别是什么？最现实的结果又是什么？""如果别人产生这样的想法（N）你会怎么看？"等等。

（徐　昊　柴佳宝）

43. 为什么要
像**健身**一样"**健心**"

　　无论是去公园锻炼，还是偶尔的轻断食，已经有越来越多的人开始重视并通过实际行动强健身体。相比全面健身的热潮，人们常常会忽略健康生活的另一半——心理健康，因为只有修身养性并举才能获得真正的幸福生活。那我们应该如何"健心"呢？

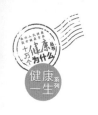

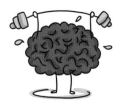

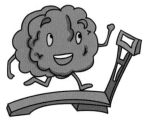

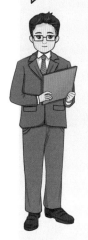

　　和养生一样，养心也需要遵循安全有效、循序渐进、因人而异、持之以恒的原则，来逐渐增强我们的心理素质、提升心理健康水平，帮助我们更好地度过生活中的困境。

安全有效

　　不少人通过近乎自我虐待式的方法达到鞭策自己的目的，这或许能在短期内取得效果。但长此以往，个体会产生回避自身的不足、自我厌恶，甚至自我毁灭的倾向。安全是有效的前提和保障，在采取措施之前我们首先需要了解自己内心的安全范围，学习安全有效的心理锻炼方法，并且在实践的过程中不断地评估，并及时调整。

循序渐进

　　心理锻炼从面对那些让你感觉到微微有些不适的想法开始。消极情绪和负面想法的背后往往隐藏着被压抑、被否认的，同时又是非常真切、无法忽略的需求，但因为被我们贴上"坏"的标签而被敬而远之。而只有当我们直面内心的需求之后，才能尝试着去满足。所以请尝试放下对自己"好"或"坏"的判断，尊重所有的想法和感受，才能慢慢了解内心真实的需求。

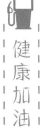

健康加油站

大脑神经系统

大脑是一个由上百亿神经元相互连接形成的巨大网络，所有的神经元都遵守"用进废退"的原则，就好像流量多的车道会不断地被加宽、强化，而流量少的车道会慢慢地被废弃乃至消失。因此，需要通过日复一日地锻炼来强化神经元网络，帮助提升心理的承受能力、应对能力、恢复能力等。要知道我们的大脑和身体的肌肉一样有非常强大的、持续终身的可塑性，因此只要从现在开始行动起来就不算晚，坚持就是胜利。

（徐　昊　杨甫德）

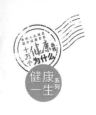

44. 为什么说**不要误解**
"时间能抚平一切"

人们大都会经历诸如亲友的离世、人际关系的破裂以及珍贵物品的丢失等事情，而这些事情本质上都是丧失。面对丧失带来的伤痛，人们常常觉得"时间会抚平一切"，那么事情过去多久、伤痛抚平到

什么程度算正常？事实上，没有一段丧失是相同的，每位经历者的感受和表现也不相同，因此无法用统一的标准来评判。然而不管是怎样的丧失经历，正视并应对，而非压抑和忽视，才能真正帮助我们接纳过去、拥抱未来。

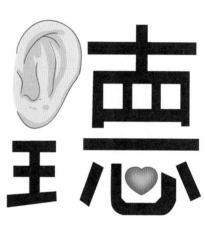

陪伴和倾听

人们往往以沉默的、自我消化的方式排解内心的哀伤，事实上那些经历了痛苦丧失的人表示陪伴和倾听有很大的帮助。因为这不仅提供了一个可以谈论内心痛苦、增加彼此理解的环境，同时还获得了心理上的支持。那么我们如何做到有益的倾听？古体的"聽"字，左半部上"耳"下"王"，提示我们"耳听为王"。

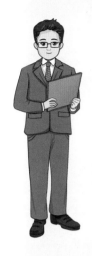

右半边"十目一心"，意味着要用眼和心去听。

带着哀伤去生活

在经历重要亲友的离世后，有的人会痛苦到无法维持正常生活，有的人则完全相反，试图通过不停地奔忙来回避感受。"哀伤双轨模型"提示我们健康的哀伤需要兼顾"日常生活轨道"及"与逝者关系轨道"。日常生活轨道提示我们即使再痛苦也要好好吃饭、注意休息、维持健康规律的生活。与逝者关系的轨道可以通过探索逝者在我们生活中的新定位，与其建立起一种新的联结。允许自己感到快乐，要知道健康快乐的生活与对逝者的哀悼并不矛盾。

健康加油站

病理性哀伤

哀伤是丧失后一种正常而复杂的反应，虽然大多数人可以依靠自身资源和社会支持顺利度过这一时期，但是也有少部分人会发展出病理性哀伤，表现为个体持续不断地渴望见到逝者、想念逝者，伴随着强烈的情感痛苦。若哀伤的痛苦程度，以及痛苦的持续时间（通常为6~12个月）都超过了病理性哀伤诊断的范围，则需要及时求助专业力量。

（徐　昊　柴佳宝）

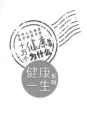
45. 为什么陷入思考 "活着的意义" 时要警惕

现代社会快节奏的生活让很多人感到非常疲惫和焦虑、空虚和乏味。此时有人会停下忙碌的工作，尝试通过思考"我活着的意义"来调整罗盘，向着有意义的方向重新起航。而当个体反复思考"活着的意义"，陷入压倒性、持续性的空虚感和无意义感时，要警惕或许其正面临着存在性危机。那该如何应对呢？

专家说 **按下暂停键**

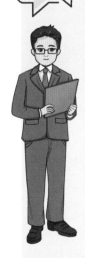

当夜以继日的思考并没有帮助回答"活着的意义是什么"时，则需要意识到这种思想行为是失功能的。为了减少这种行为所带来的内耗，首先要做的就是在大脑中按下暂停键，可以通过深呼吸、短暂的冥想来放空大脑，也可以做一些自己感兴趣的活动来转移注意，还能通过运动、和大自然近距离接触来增加自己和世界的积极互动。当心有余力之后，尝试理解自己反复思考意义这一心理行为背后所隐含的真实需求，是需要放松？需要认可？还是需要摆脱困境？在了解自己真正的需要后，尝试通过行动去满足。

从实践中寻找意义

正如电影《银河补习班》中父亲对孩子说的那样："人生就像射箭，梦想就像箭靶子。如果连箭靶子也找不到的话，你每天拉弓有什么意义？"而意义、理想绝不是凭空想出来的，而是通过不断的实践和反思，慢慢找寻并逐渐深刻的过程。那么如何寻找意义和价值呢？或许可以从设立和实践小理想、小目标开始，比如你希望获得更健康的身体，那就从明天起多散步 10 分钟开始。只有行动起来，才能真正知道这是不是如你所想，是否要继续前进。在持续追寻生命意义的路上，要允许自己慢慢来，给自己空间去探索、去感受，并及时调整方向。

（梁 红 杨甫德）

46. 为什么要努力摆脱"孤立无援"的境地

研究表明，社会支持系统不仅与心理健康呈正相关，还能帮助个体度过心理危机、获得成长。然而当个体处于绝望的边缘时，即使有能利用的资源，也难以看到、更无法利用。那么我们该如何摆脱看似"孤立无援"的境地？

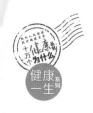

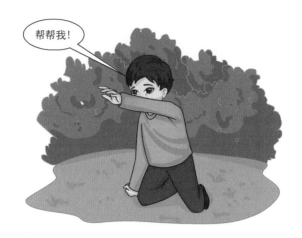

求助的误区

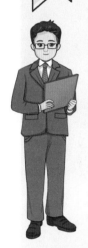

　　有部分人存在"读心术"误区，即认为自己即使不说，别人也应该能知晓自己的处境并主动提供帮助，然而事实上并没有人会像自己一样时刻关注自己。有的人认为求助是在表达"我不行"，会因此背负"人情债"，以及可能遭受他人的拒绝和贬低等而抵触求助，但其实这是一种不放任问题持续乃至恶化而采取的积极尝试。不少人认为只有身边的、熟悉的人才愿意提供帮助，而当周围的资源不可获得时就会感到非常的无助。要知道在社会上有许多专门助人的组织和机构，他们持续为公众提供各种公益的服务，常见的包括各种公益基金会、慈善组织、心理援助热线等。

求助有技巧

　　求助成功也需要一定的技巧，例如在需要帮助时释放明显的信号，从而避免了有人其实想帮忙，但碍于不知究竟而帮不上忙的窘境。以及与助人者沟通具体的求助需要时提供一些线索，比如"希望达到什么样的目的？""为什么需要实现这样的目的？""既往做过怎样的尝试？"等，从而让助人者能了解并协助解决问题。

面对拒绝不气馁

求助被拒绝时，哪怕原因非常合理、可理解，也会在一定程度上挫败求助者的动力。然而你需要知道的是，拒绝的发生往往是因为求助者的需求和助人者此时的能力不匹配，而非对方不愿意，因为人们总是希望能提供力所能及的帮助而不是拒绝。有研究表明，当助人者第一次拒绝提供帮助后所面临的内疚、羞耻等不适，导致其在对方第二次求助时提供帮助的可能性显著增加。

遇到困境时如何灵活求助

（徐　昊　戴　静）

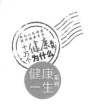

47. 为什么**助人**
也需要学习

关键词

助人 边界

　　乐于助人是我们中华民族的传统美德，人人都有助人之心，但是并非都有助人之能。为了避免"费力不讨好""好心帮倒忙"等情况，作为非专业的助人者，我们应该如何在日常生活中学习助人？

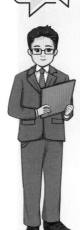

给对方回馈的机会

　　向求助者提供回馈的机会，通过助人者和求助者的角色互换，让求助者意识到自己有能力为对方提供帮助，并且也有机会回馈对方时，不仅能让求助者容易接受帮助，也更利于人际关系的持久、健康发展。

探索资源

　　为了让求助者能获得持久、稳定的支持，需要充分调动其本身的资源。探索资源遵循从内到外的原则，内部资源包括个体的精神支柱、既往成功应对挑战的经验、对未来生活的憧憬和希望等；外部资源包括家庭成员、亲人朋友等人际支持系统以及社会保障系统等。探索的过程往往是困难重重的，因为人们往往就是因为无法获得相应的资源而陷入危机，因此需要我们作为当下提供帮助的支持者提供一些必要的信息和联结。

寻求专业力量

　　在助人的过程中，当发现对方的身心健康已经受到严重影响，甚至生命安全都无法保障的时候，需要第一时间寻求专业人员的帮助，为其提供必需的心理及生理支持以保障其生命安全。除了可以寻找医院、精神卫生中心等医疗卫生机构，紧急情况下还可以拨打心理援助热线，以获得及时的专业支持。

健康加油站

心理援助热线

　　心理援助热线（以下简称"热线"）具有及时性、匿名性、自控性、经济性、方便性等优势，能够不受时间和地域限制，随时为公众提供帮助。作为一种行之有效且相对方便实用的方式，热线已成为向公众提供心理健康教育、心理咨询和心理危机干预的重要途径，在处理心理应激和预防心理行为问题上发挥着积极作用。

（徐　昊　梁　红）

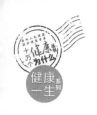

48. 为什么强调
首先**自己戴好**"救生圈"

　　陷入心理危机就像溺水，当我们看见有人溺水挣扎，出于恻隐之心，都愿意施以援手帮助其成功脱险。然而一个现象不得不引起人们的重视，那就是即使水性很好的人，如果没有经过专业训练而盲目下水救援，也很容易被溺水者拖入水中。正如有的人或许能很好地应对自己生活中类似的情景，但是并不意味着他能将"心理落水者"拖出危机的漩涡。因此我们强调，当面对危机时安全始终是放在第一位的，这里的"安全"不仅仅包含危机中的人，还包含施救者以及其他相关人员的安全。

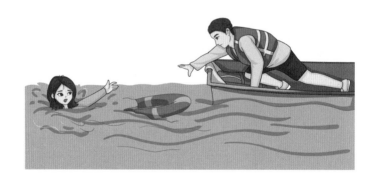

 专家说　先评估，后施救

　　救人有风险、入水需谨慎。不了解实际情况、没有经过评估就开展援助，无异于置自己的生死于不顾。

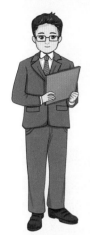

我们提倡先评估、后施救，通过评估当前的危急状况以及自己所能提供救援的能力，选择一种恰当的方式，在确保自身安全的情况下帮助他人应对危机。救人于水火是我们共同的心愿，而助人的方式有很多，不只入水救人这一种，作为助人者我们需要根据实际情况量力而行。

谁的问题谁负责

当助人者在通过言语或行动表达"你的事就是我的事""这个包在我身上"时，需要警惕是否助人者的角色激发了你"秀肌肉"的欲望，而对方是否需要、又是否乐意接收这些帮助呢？另一方面，当助人者独立将事情摆平，其实是剥夺了求助者的自主性，并不利于对方在未来应对类似的问题，甚至会造成依赖。要谨记问题是对方的而非自己的，他有权利选择是否解决、何时及如何解决。因此当对方拒绝你的帮助，或者并没有听取你的建议时，不要感到被冒犯。

学会拒绝

"好人做到底，送佛送到西"是说做善事要有始有终，然而却常常被误解为不能够拒绝别人提出的请求，因此无条件地委曲求全、步步退让。在助人的关系中，坦诚地告诉对方你能提供哪些帮助，有哪些是你做不了的，或者可以进一步告知对方可以通过哪些渠道获得额外的帮助等，这不仅能让对方拥有一个合理的期待，也可以保护自己免于耗竭。

（徐　昊　柴佳宝）

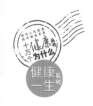

49. 为什么说

闲聊也能帮忙

　　人们希望自己能"帮上忙"，并且常常以帮助他人解决现实问题的维度来衡量帮助的价值。然而当面对那些难以解决，甚至是无法解决的现实问题时，如欠债等，人们可能会因为觉得无能为力而不由得望而却步，甚至回避与对方的所有接触。但实际上提供支持并非只有解决现实问题这一种，仅仅通过闲聊就能帮助对方建立联结感、支持感和希望感。那么在和他们闲聊的过程中应该注意些什么？

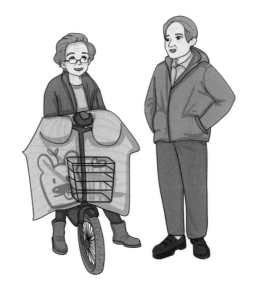

 留心观察

　　困境中的人们或因为不想给别人添麻烦或感到羞

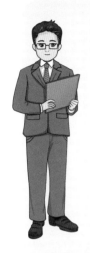

耻或反复尝试失败后而产生习得性无助，而避免在社交过程中主动谈论遇到的麻烦事。因此需要花些时间留意你自己和周围的人都发生了什么，注意是否有回避社交、精神压力大、工作及生活上频频出错、无助无望感等反常的表现。

在闲聊过程中发现对方所描述的世界，不管是自己还是他人，现在还是未来都是黑暗的，则要尤为注意。要知道有阴必有阳，无论一件事情显得多么糟糕，都必然有它积极的一面。而当个体感到自己无力改变即将发生的事情，且内心又无法接受这样的结果时，往往会戴上名为绝望感的"墨镜"。

松动"墨镜"

当环顾四周发现只有无边无际的黑暗时，任何人都会感到绝望。因此首先要肯定对方现在的感受，当有人能够理解自己的心情时，就能获得支持。接着可以询问，例如"既往是否经历过这样非常绝望的时刻？""在当时你是如何使自己渡过难关的？"让对方意识到自己曾无数次地跌倒又爬起来，再困难的问题最终都可以通过行动得到解决，从而减弱绝望感。以及通过询问"你希望变成什么样？""如果要变成你希望的那样还需要做些什么？"等，协助其形成切实的、可实现的希望，鼓励其实施行动，从而点亮希望。帮助其意识到自己具有哪些能力，可以做些什么来应对可能的未来，从而使其获得掌控感和希望感。

（徐　昊　杨甫德）

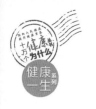

十万个为什么 健康丛书

人物关系介绍

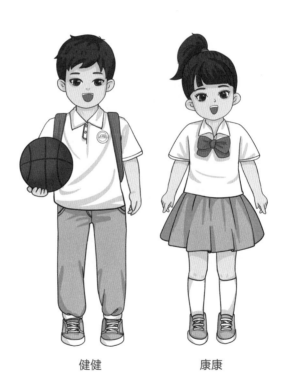

健健　　　　　康康

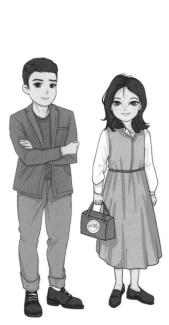

爸爸　　　　　妈妈

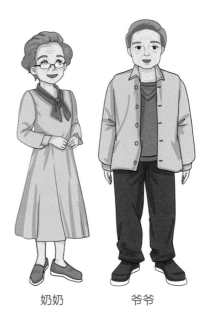

奶奶　　　　　爷爷

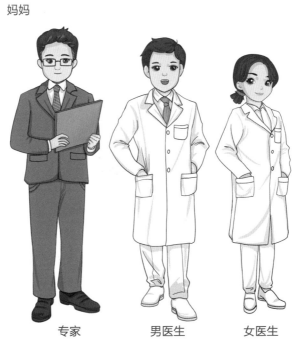

专家　　　　男医生　　　　女医生

图书在版编目（CIP）数据

快乐的健康密码 / 杨甫德，李凌江主编 . —北京：
人民卫生出版社，2023.8

（十万个健康为什么丛书）

ISBN 978-7-117-35090-7

Ⅰ.①快… Ⅱ.①杨…②李… Ⅲ.①心理健康 – 普及读物 Ⅳ.①R395.6-49

中国国家版本馆 CIP 数据核字（2023）第 138222 号

人卫智网	**www.ipmph.com**	医学教育、学术、考试、健康，购书智慧智能综合服务平台
人卫官网	**www.pmph.com**	人卫官方资讯发布平台

十万个健康为什么丛书
快乐的健康密码
Shi Wan Ge Jiankang Weishenme Congshu
Kuaile de Jiankang Mima

主　　编：杨甫德　李凌江
出版发行：人民卫生出版社（中继线 010-59780011）
地　　址：北京市朝阳区潘家园南里 19 号
邮　　编：100021
E - mail：pmph @ pmph.com
购书热线：010-59787592　010-59787584　010-65264830
印　　刷：北京瑞禾彩色印刷有限公司
经　　销：新华书店
开　　本：710 × 1000　1/16　印张：28
字　　数：363 千字
版　　次：2023 年 8 月第 1 版
印　　次：2023 年 9 月第 1 次印刷
标准书号：ISBN 978-7-117-35090-7
定　　价：75.00 元

打击盗版举报电话：**010-59787491**　E-mail：**WQ @ pmph.com**
质量问题联系电话：**010-59787234**　E-mail：**zhiliang @ pmph.com**
数字融合服务电话：**4001118166**　E-mail：**zengzhi @ pmph.com**